U0335276

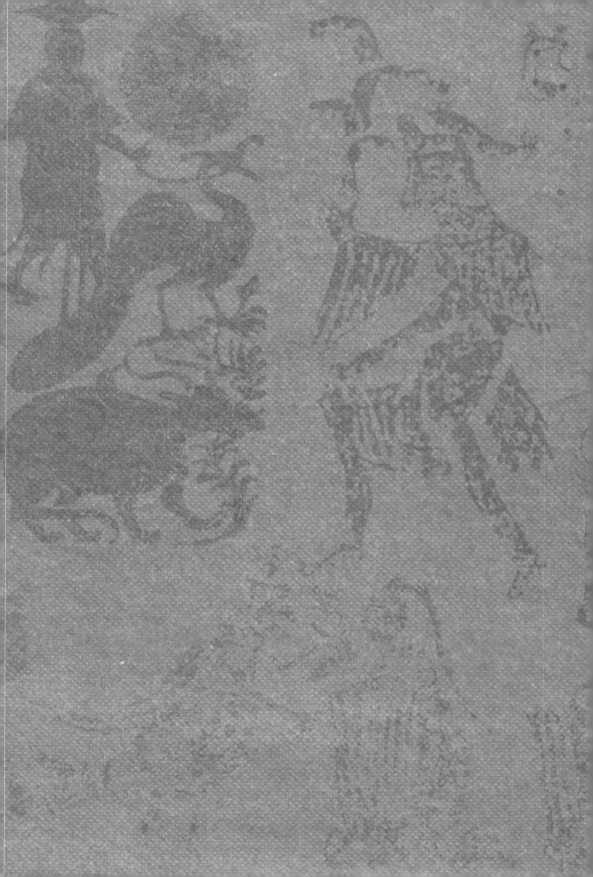

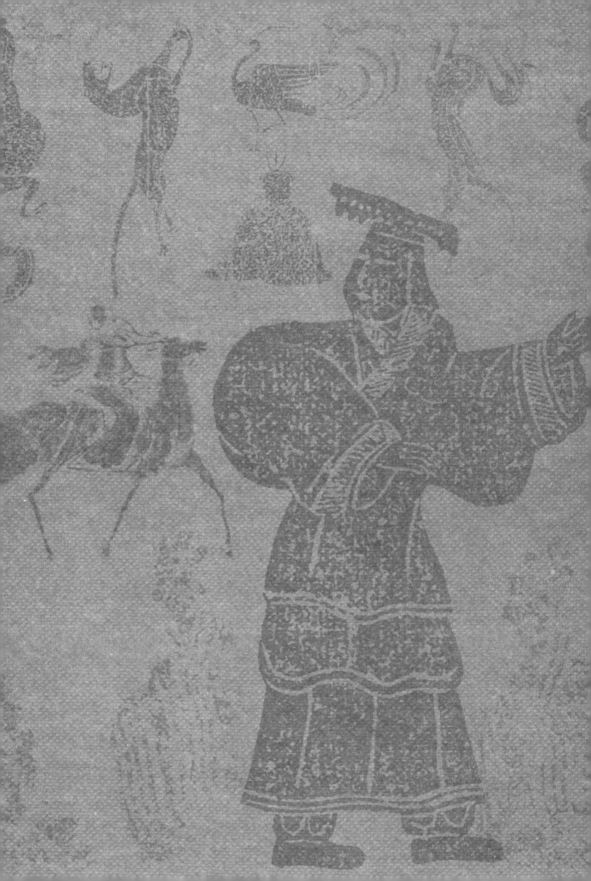

中国古医籍整理丛书

医学阶梯

清·张叡 著

苏丽娜 校注

中国中医药出版社

·北 京·

图书在版编目（CIP）数据

医学阶梯/（清）张叡著；苏丽娜校注．—北京：中国中医药
出版社，2016.12

（中国古医籍整理丛书）

ISBN 978 - 7 - 5132 - 3096 - 4

Ⅰ.①医… Ⅱ.①张… ②苏… Ⅲ.①医案 - 汇编 - 中国 -
清代 Ⅳ.①R249.49

中国版本图书馆 CIP 数据核字（2016）第 008639 号

中 国 中 医 药 出 版 社 出 版
北京市朝阳区北三环东路 28 号易亨大厦 16 层
邮政编码 100013
传真 010 64405750
保定市中画美凯印刷有限公司印刷
各地新华书店经销

*

开本 710×1000 1/16 印张 17 字数 111 千字
2016 年 12 月第 1 版 2016 年 12 月第 1 次印刷
书 号 ISBN 978 - 7 - 5132 - 3096 - 4

*

定价 50.00 元
网址 www.cptcm.com

国家中医药管理局
中医药古籍保护与利用能力建设项目
组织工作委员会

主 任 委 员 王国强

副 主 任 委 员 王志勇　李大宁

执 行 主 任 委 员 曹洪欣　苏钢强　王国辰　欧阳兵

执 行 副主任委员 李　昱　武　东　李秀明　张成博

委　　　　　员

各省市项目组分管领导和主要专家

（山东省）武继彪　欧阳兵　张成博　贾青顺

（江苏省）吴勉华　周仲瑛　段金廒　胡　烈

（上海市）张怀琼　季　光　严世芸　段逸山

（福建省）阮诗玮　陈立典　李灿东　纪立金

（浙江省）徐伟伟　范永升　柴可群　盛增秀

（陕西省）黄立勋　呼　燕　魏少阳　苏荣彪

（河南省）夏祖昌　刘文第　韩新峰　许敬生

（辽宁省）杨关林　康廷国　石　岩　李德新

（四川省）杨殿兴　梁繁荣　余曙光　张　毅

各项目组负责人

王振国（山东省）　　王旭东（江苏省）　　张如青（上海市）

李灿东（福建省）　　陈勇毅（浙江省）　　焦振廉（陕西省）

蔡永敏（河南省）　　鞠宝兆（辽宁省）　　和中浚（四川省）

前 言

中医药古籍是传承中华优秀文化的重要载体，也是中医学传承数千年的知识宝库，凝聚着中华民族特有的精神价值、思维方法、生命理论和医疗经验，不仅对于传承中医学术具有重要的历史价值，更是现代中医药科技创新和学术进步的源头和根基。保护和利用好中医药古籍，是弘扬中国优秀传统文化、传承中医学术的必由之路，事关中医药事业发展全局。

1949 年以来，在政府的大力支持和推动下，开展了系统的中医药古籍整理研究。1958 年，国务院科学规划委员会古籍整理出版规划小组在北京成立，负责指导全国的古籍整理出版工作。1982 年，国务院古籍整理出版规划小组召开全国古籍整理出版规划会议，制定了《古籍整理出版规划（1982—1990）》，卫生部先后下达了两批 200 余种中医古籍整理任务，掀起了中医古籍整理研究的新高潮，对中医文化与学术的弘扬、传承和发展，发挥了极其重要的作用，产生了不可估量的深远影响。

2007 年《国务院办公厅关于进一步加强古籍保护工作的意见》明确提出进一步加强古籍整理、出版和研究利用，以及

"保护为主、抢救第一、合理利用、加强管理"的方针。2009年《国务院关于扶持和促进中医药事业发展的若干意见》指出，要"开展中医药古籍普查登记，建立综合信息数据库和珍贵古籍名录，加强整理、出版、研究和利用"。《中医药创新发展规划纲要（2006—2020）》强调继承与创新并重，推动中医药传承与创新发展。

2003~2010年，国家财政多次立项支持中国中医科学院开展针对性中医药古籍抢救保护工作，在中国中医科学院图书馆设立全国唯一的行业古籍保护中心，影印抢救濒危珍本、孤本中医古籍1640余种；整理发布《中国中医古籍总目》；遴选351种孤本收入《中医古籍孤本大全》影印出版；开展了海外中医古籍目录调研和孤本回归工作，收集了11个国家和2个地区137个图书馆的240余种书目，基本摸清流失海外的中医古籍现状，确定国内失传的中医药古籍共有220种，复制出版海外所藏中医药古籍133种。2010年，国家财政部、国家中医药管理局设立"中医药古籍保护与利用能力建设项目"，资助整理400余种中医药古籍，并着眼于加强中医药古籍保护和研究机构建设，培养中医古籍整理研究的后备人才，全面提高中医药古籍保护与利用能力。

在此，国家中医药管理局成立了中医药古籍保护和利用专家组和项目办公室，专家组负责项目指导、咨询、质量把关，项目办公室负责实施过程的统筹协调。专家组成员对古籍整理研究具有丰富的经验，有的专家从事古籍整理研究长达70余年，深知中医药古籍整理研究的重要性、艰巨性与复杂性，履行职责认真务实。专家组从书目确定、版本选择、点校、注释等各方面，为项目实施提供了强有力的专业指导。老一辈专家的学术水平和智慧，是项目成功的重要保证。项目承担单位山东中医药大学、南京中医药大学、上海中医药大学、福建中医药大学、浙江省中医药研究院、陕西省中医药研究院、河南省中医药研究院、辽宁中医药大学、成都中医药大学及所在省市中医药管理部门精心组织，充分发挥区域间互补协作的优势，并得到承担项目出版工作的中国中医药出版社大力配合，全面推进中医药古籍保护与利用网络体系的构建和人才队伍建设，使一批有志于中医学术传承与古籍整理工作的人才凝聚在一起，研究队伍日益壮大，研究水平不断提高。

本着"抢救、保护、发掘、利用"的理念，该项目重点选择近 60 年未曾出版的重要古医籍，综合考虑所选古籍的保护价值、学术价值和实用价值。400 余种中医药古籍涵盖了医经、基础理论、诊法、伤寒金匮、温病、本草、方书、内科、外科、女科、儿科、伤科、眼科、咽喉口齿、针灸推拿、养生、医案医话医论、医史、临证综合等门类，跨越唐、宋、金元、明以迄清末。全部古籍均按照项目办公室组织完成的行业标准《中医古籍整理规范》及《中医药古籍整理细则》进行整理校注，绝大多数中医药古籍是第一次校注出版，一批孤本、稿本、抄本更是首次整理面世。对一些重要学术问题的研究成果，则集中收录于各书的"校注说明"或"校注后记"中。

"既出书又出人"是本项目追求的目标。近年来，中医药古籍整理工作形势严峻，老一辈逐渐退出，新一代普遍存在整理研究古籍的经验不足、专业思想不坚定等问题，使中医古籍整理面临人才流失严重、青黄不接的局面。通过本项目实施，搭建平台，完善机制，培养队伍，提升能力，经过近 5 年的建设，锻炼了一批优秀人才，老中青三代齐聚一堂，有效地稳定了研究队伍，为中医药古籍整理工作的开展和中医文化与学术的传承提供必备的知识和人才储备。

本项目的实施与《中国古医籍整理丛书》的出版，对于加强中医药古籍文献研究队伍建设、建立古籍研究平台，提高古籍整理水平均具有积极的推动作用，对弘扬我国优秀传统文化，推进中医药继承创新，进一步发挥中医药服务民众的养生保健与防病治病作用将产生深远影响。

第九届、第十届全国人大常委会副委员长许嘉璐先生，国家卫生计生委副主任、国家中医药管理局局长、中华中医药学会会长王国强先生，我国著名医史文献专家、中国中医科学院马继兴先生在百忙之中为丛书作序，我们深表敬意和感谢。

由于参与校注整理工作的人员较多，水平不一，诸多方面尚未臻完善，希望专家、读者不吝赐教。

国家中医药管理局中医药古籍保护与利用能力建设项目办公室
二〇一四年十二月

许　序

　　"中医"之名立，迄今不逾百年，所以冠以"中"字者，以别于"洋"与"西"也。慎思之，明辨之，斯名之出，无奈耳，或亦时人不甘泯没而特标其犹在之举也。

　　前此，祖传医术（今世方称为"学"）绵延数千载，救民无数；华夏屡遭时疫，皆仰之以度困厄。中华民族之未如印第安遭染殖民者所携疾病而族灭者，中医之功也。

　　医兴则国兴，国强则医强。百年运衰，岂但国土肢解，五千年文明亦不得全，非遭泯灭，即蒙冤扭曲。西方医学以其捷便速效，始则为传教之利器，继则以"科学"之冕畅行于中华。中医虽为内外所夹击，斥之为蒙昧，为伪医，然四亿同胞衣食不保，得获西医之益者甚寡，中医犹为人民之所赖。虽然，中国医学日益陵替，乃不可免，势使之然也。呜呼！覆巢之下安有完卵？

　　嗣后，国家新生，中医旋即得以重振，与西医并举，探寻结合之路。今也，中华诸多文化，自民俗、礼仪、工艺、戏曲、历史、文学，以至伦理、信仰，皆渐复起，中国医学之兴乃属必然。

迄今中医犹为国家医疗系统之辅，城市尤甚。何哉？盖一则西医赖声、光、电技术而于 20 世纪发展极速，中医则难见其进。二则国人惊羡西医之"立竿见影"，遂以为其事事胜于中医。然西医已自觉将入绝境：其若干医法正负效应相若，甚或负远逾于正；研究医理者，渐知人乃一整体，心、身非如中世纪所认定为二对立物，且人体亦非宇宙之中心，仅为其一小单位，与宇宙万象万物息息相关。认识至此，其已向中国医学之理念"靠拢"矣，虽彼未必知中国医学何如也。唯其不知中国医理何如，纯由其实践而有所悟，益以证中国之认识人体不为伪，亦不为玄虚。然国人知此趋向者，几人？

国医欲再现宋明清高峰，成国中主流医学，则一须继承，一须创新。继承则必深研原典，激清汰浊，复吸纳西医及我藏、蒙、维、回、苗、彝诸民族医术之精华；创新之道，在于今之科技，既用其器，亦参照其道，反思己之医理，审问之，笃行之，深化之，普及之，于普及中认知人体及环境古今之异，以建成当代国医理论。欲达于斯境，或需百年欤？予恐西医既已醒悟，若加力吸收中医精粹，促中医西医深度结合，形成 21 世纪之新医学，届时"制高点"将在何方？国人于此转折之机，能不忧虑而奋力乎？

予所谓深研之原典，非指一二习见之书、千古权威之作；就医界整体言之，所传所承自应为医籍之全部。盖后世名医所著，乃其秉诸前人所述，总结终生行医用药经验所得，自当已成今世、后世之要籍。

盛世修典，信然。盖典籍得修，方可言传言承。虽前此 50 余载已启医籍整理、出版之役，惜旋即中辍。阅 20 载再兴整理、出版之潮，世所罕见之要籍千余部陆续问世，洋洋大观。

今复有"中医药古籍保护与利用能力建设"之工程，集九省市专家，历经五载，董理出版自唐迄清医籍，都400余种，凡中医之基础医理、伤寒、温病及各科诊治、医案医话、推拿本草，俱涵盖之。

噫！璐既知此，能不胜其悦乎？汇集刻印医籍，自古有之，然孰与今世之盛且精也！自今而后，中国医家及患者，得览斯典，当于前人益敬而畏之矣。中华民族之屡经灾难而益蕃，乃至未来之永续，端赖之也，自今以往岂可不后出转精乎？典籍既蜂出矣，余则有望于来者。

谨序。

第九届、十届全国人大常委会副委员长

许嘉璐

二〇一四年冬

王 序

　　中医学是中华民族在长期生产生活实践中，在与疾病作斗争中逐步形成并不断丰富发展的医学科学，是中国古代科学的瑰宝，为中华民族的繁衍昌盛作出了巨大贡献，对世界文明进步产生了积极影响。时至今日，中医学作为我国医学的特色和重要医药卫生资源，与西医学相互补充、相互促进、协调发展，共同担负着维护和促进人民健康的任务，已成为我国医药卫生事业的重要特征和显著优势。

　　中医药古籍在存世的中华古籍中占有相当重要的比重，不仅是中医学术传承数千年最为重要的知识载体，也是中医为中华民族繁衍昌盛发挥重要作用的历史见证。中医药典籍不仅承载着中医的学术经验，而且蕴含着中华民族优秀的思想文化，凝聚着中华民族的聪明智慧，是祖先留给我们的宝贵物质财富和精神财富。加强对中医药古籍的保护与利用，既是中医学发展的需要，也是传承中华文化的迫切要求，更是历史赋予我们的责任。

　　2010 年，国家中医药管理局启动了中医药古籍保护与利用能力建设项目。这既是传承中医药的重要工程，也是弘扬优秀民族文化的重要举措，不仅能够全面推进中医药的有效继承和创新发展，为维护人民健康做出贡献，也能够彰显中华民族的璀璨文化，为实现中华民族伟大复兴的中国梦作出贡献。

相信这项工作一定能造福当今，嘉惠后世，福泽绵长。

国家卫生和计划生育委员会副主任
国家中医药管理局局长
中华中医药学会会长

王国强

二〇一四年十二月

王序
——
二

马 序

新中国成立以来，党和国家高度重视中医药事业发展，重视古籍的保护、整理和研究工作。自1958年始，国务院先后成立了三届古籍整理出版规划小组，分别由齐燕铭、李一氓、匡亚明担任组长，主持制订了《整理和出版古籍十年规划（1962—1972）》《古籍整理出版规划（1982—1990）》《中国古籍整理出版十年规划和"八五"计划（1991—2000）》等，而第三次规划中医药古籍整理即纳入其中。1982年9月，卫生部下发《1982—1990年中医古籍整理出版规划》，1983年1月，中医古籍整理出版办公室正式成立，保证了中医古籍整理出版规划的实施。2002年2月，《国家古籍整理出版"十五"（2001—2005）重点规划》经新闻出版署和全国古籍整理出版规划领导小组批准，颁布实施。其后，又陆续制定了国家古籍整理出版"十一五"和"十二五"重点规划。国家财政多次立项支持中国中医科学院开展针对性中医药古籍抢救保护工作，文化部在中国中医科学院图书馆专门设立全国唯一的行业古籍保护中心，国家先后投入中医药古籍保护专项经费超过3000万元，影印抢救濒危珍、善、孤本中医古籍 1640 余种，开展了海外中医古籍目录调研和孤本回归工作。2010 年，国家财政部、国家中医药管理局安排国家公共卫生专项资金，设立了"中医药古籍保护与利用能力建设项目"，这是继 1982～1986 年第一批、第二批重要中医药古籍整理之后的又一次大规模古籍整理工程，重点整理新中国成立后未曾出版的重要古籍，目标是形成并普及规范的通行本、传世本。

为保证项目的顺利实施，项目组特别成立了专家组，承担咨询和技术指导，以及古籍出版之前的审定工作。专家组中的许多成员虽逾古稀之年，但老骥伏枥，孜孜不倦，不仅对项目进行宏观指导和质量把关，更重要的是通过古籍整理，以老带新，言传身教，培养一批中医药古籍整理研究的后备人才，促进了中医药古籍保护和研究机构建设，全面提升了我国中医药古籍保护与利用能力。

作为项目组顾问之一，我深感中医药古籍保护、抢救与整理工作的重要性和紧迫性，也深知传承中医药古籍整理经验任重而道远。令人欣慰的是，在项目实施过程中，我看到了老中青三代的紧密衔接，看到了大家的坚持和努力，看到了年轻一代的成长。相信中医药古籍整理工作的将来会越来越好，中医药学的发展会越来越好。

欣喜之余，以是为序。

中国中医科学院研究员

马继兴

二〇一四年十二月

校注说明

《医学阶梯》系清代医家张叡著。张叡（生卒年不详），字仲岩（仲崖），南通州（今江苏南通）人，为清康熙年间儒医。师事同邑名医王檀（字子升），精医术，官授太医院使。因母病不愈而精研医学，师古不泥，融会贯通，博观约取，觉有所悟，遂著《医学阶梯》，"以为初学小补"。张氏尝谓后人滥撰汤头药性书，妄名"雷公炮制"，多有名无实，遂撰《修事指南》一卷，集《本草纲目》中常用药物 222 种。近代重刊时更名《制药指南》或《国医制药学》。

《医学阶梯》阐释中医入门内容，以《内经》《伤寒论》《本草纲目》等经典著作为基础，糅合论治及个人所悟，客观中肯，不偏不倚。

本书现存版本，据《中国中医古籍总目》记载主要有清康熙四十三年（1704）甲申刻本、清雍正九年（1731）辛亥刻本。本次整理以中华医学会上海分会图书馆藏清康熙四十三年甲申刻本（简称甲申本）为底本（所缺三页据中国中医科学院图书馆藏甲申本补），清雍正九年辛亥（文光堂藏板）刻本（简称辛亥本）为主校本。

1. 原书系繁体字竖排本，今改为规范的简体字横排本，并采用现代标点方法对原书进行标点。

2. 凡古今字、异体字、俗写字径改为通行简化字，不出校；通假字，一律保留，并出校记。

3. 凡书中明显刊刻错误则径改不出校；个别生僻词加以注音和解释。

4. 因本书对"三焦"用字有专篇论述，故"焦"与"膲"并存。

5. 原书中药名如"石羔"改为"石膏"、"兔丝"改为"菟丝"、"牛夕"改为"牛膝"、"支子"改为"栀子"等，一律径改，不出校记。

6. 原书避"玄烨"之讳，"玄""眩""弦"等或空缺或缺笔，均补回或改回原字，不出校记。

7. 原书每卷前有"荆门胡抑斋先生鉴定　紫琅张叡仲岩氏著"字样，今一并删去；原书目录中有"医学阶梯上卷目录"及"医学阶梯下卷目录"字样，因又分为卷之一、二、三、四，今一并删去。

8. 原书目录中个别与正文内容不一致者，按正文修改，不出校记。

9. 原书中胡抑斋按语评注文字以不同于正文的字体加以区别。

10. 原书中模糊不清难以辨认者，以虚阙号"□"按所脱字数一一补入。

11. 原书中图谱文字由竖排改为横排，并行植字处理。

序

尝读书至宋儒张子①《西铭》②篇，未尝不叹古人辞旨亲切，有以大发士君子己饥己溺③之情，俾乐进于善而不自知也。其言曰："凡天下之疲癃④残疾，惸独⑤鳏寡，皆吾兄弟之颠连而无告者也。"故孔席不暇暖，墨突不得黔⑥。古之圣贤非不知养真衡门，栖心谷口⑦，视人世疾痛痾痒了不相关，可以浩然无累于天地。顾独无如天之生我，其与我俱来者有非我之所得辞焉耳。虽然，士亦不幸而徒抱此区区之心以游于世也。有其心矣，或无其权⑧，曰非我所得为；有其权矣，或待其时，曰

---

① 张子：指张载（1020—1077），字子厚，北宋哲学家，凤翔郿县（今陕西眉县）横渠镇人，世称横渠先生。

② 西铭：原名《订顽》，为北宋张载撰《正蒙·乾称篇》中的一部分，后程颐将其改称为《西铭》。

③ 己饥己溺：语出《孟子·离娄下》："禹思天下有溺者，由己溺之也；稷思天下有饥者，由己饥之也；是以如是其急也。"喻对他人的疾苦感同身受。

④ 疲癃：曲腰高背之疾。此处泛指年老多病之人。

⑤ 惸（qióng 穷）独：孤苦伶仃的人。惸，没有兄弟的人；独，无子曰独。

⑥ 孔席不暇暖，墨突不得黔：语本班固《答宾戏》。谓孔子、墨子为推行其道，东奔西走，每到一地，连坐席尚未温暖，烟囱尚未熏黑，便匆忙出行了。席，坐席；突，烟囱；黔，黑。

⑦ 养真衡门，栖心谷口：修身养性，独善其身。衡门，原指贫者所居简陋的房屋，后借指隐者所居，晋·陶潜《癸卯岁十二月中作与从弟敬远》诗："寝迹衡门下，邈与世相绝。"栖心，犹寄心，唐·白居易《病中诗序》："余早栖心释梵，浪迹老庄，因疾观身，果有所得。"谷口，古地名，在今陕西淳化（古称云阳）西北，西汉末年高士郑朴曾隐居于此，后借指隐者所居之处。

⑧ 权：支配或指挥别人的力量。

非今所宜急。及乎权足以济矣，时可以有为矣。而才之不逮，其术又不能以百全，则遂不幸。而以吾今者，万无可如何之势，坐置万物于危不复安、亡不复存之境。悲夫！此仁人君子所以慷慨而太息者也。且夫仁人君子悲天悯人，有纳沟①之耻，无从井②之愚。何则？其所操者仁术也，予尝持此以律③。今之士大夫辄不少，概见其恣睢④贪戾，阴鸷⑤险狠者，姑无怪焉。而矫然怀清独醒之夫亦乘权亦遭时，而吾独不知此区区之心何以半居无何有之乡？岂其天性特异？盖亦未之思而已矣。予自束发⑥受书，奉先君子教，颇勤思匡济。虽才具万不逮古人，中夜俯仰，实未尝以晷刻⑦忘。今五十之年忽焉已及，又突遭大故，退依苫块⑧，白眼看世，尝恐此事便已。乃不意紫琅⑨张子仲岩持岐黄术以游人间，其人其心翻⑩与予为针芥之合⑪也。张子业医久，其术精，又于利无所校⑫，其心诚，足以行其术。而其事在我，权无所藉而时无所需也，则予于张子固窃有取焉。

---

① 纳沟：典出伊尹，伊尹曾云："一夫不被其泽，若己推而纳之沟中。"
② 从井：盲从。语本《论语·雍也》："宰我问曰：'仁者虽告之曰井有仁焉，其从之也？'子曰：'何为其然也？君子可逝也，不可陷也；可欺也，不可罔也。'"
③ 律：按律处治，引申为约束。
④ 恣睢（zìsuī 自虽）：放纵残暴。
⑤ 阴鸷（zhì 志）：阴险狠毒。
⑥ 束发：古代男孩成童时束发为髻，因以为成童的代称。
⑦ 晷（guǐ 轨）刻：时刻。
⑧ 苫（shān 山）块："寝苫枕块"的略语。古礼父母死后，子睡草荐，枕土块。苫，草编之覆盖物。
⑨ 紫琅：今江苏南通。
⑩ 翻：反而。
⑪ 针芥相合：磁石引针，琥珀拾芥，喻指相投契。
⑫ 校：计较。《论语·泰伯》："有若无，实若虚，犯而不校。"

二

今者体勘①《内经》，参校群书，作为《医学阶梯》，欲以发蒙震聩②。使人习其道，皆可以养生，可以活人。呜呼！由是心也，善人之类渐以多，大道之行日以溥③矣。予既评阅其书，因为之序以寄吾意云。

康熙甲申孟冬望后④荆门胡作梅⑤题

---

① 体勘：探查。
② 发蒙震聩：比喻唤醒糊涂麻木的人。蒙，眼睛失明；聩，耳聋。
③ 溥（pǔ 普）：广大的样子。
④ 孟冬望后：农历十月十五日后。
⑤ 胡作梅（1653—1718）：字抑斋，湖北荆门人，清代文学家。与兄弟胡作相、胡作柄、胡作楫以文学名，时称"荆门四胡"。

自 序

古人著书立说，非穷愁则不工①。盖以穷愁刻苦，然后殚心竭智，有以独窥其精微，而大阐其论说。昔孙子刖②，马迁腐③，《兵书》《史记》因之以作，此物此志也。抑尝闻之"太上立德，其次立功，其次立言④"，有一于此，皆可以继昔圣贤之志而列于士君子之林。予也谫劣⑤无能，上之功德无所建白⑥，次之文不获著书立说有所发明。矻矻⑦穷年，用滋愧赧⑧。曩⑨因慈帏⑩抱恙，糜费药裹⑪，竭珍摄之功而卒不克愈，焦心劳思，五内如惔⑫。于是乃悉力考古，自羲农以后，传之今不废者，若《内经》《灵》《素》以迄《本草纲目》《伤寒论翼》诸书，研精探赜，稍稍得其义蕴。每当风铎雨铃之余⑬，披阅再过，未尝不废书⑭三叹曰：学儒固难，医亦不易。大凡读古

---

① 非穷愁则不工：语本欧阳修《梅圣俞诗集序》之"诗穷而后工"。
② 孙子刖（yuè 月）：战国军事家孙膑受庞涓陷害，遭受剜膑之刑。刖，古代砍掉犯人双脚之酷刑。
③ 马迁腐：司马迁因替汉将军李陵辩解，遭受官刑。腐，官刑。
④ 太上立德，其次立功，其次立言：语出《左传·襄公二十四年》。
⑤ 谫（jiǎn 减）劣：浅薄低劣。
⑥ 建白：提出建议或陈述主张。此指建树。
⑦ 矻矻（kū 枯）：辛勤劳苦的样子。
⑧ 愧赧（nǎn 腩）：羞愧脸红。赧，因羞愧、惭愧而脸红。
⑨ 曩（nǎng 攮）：昔，从前。
⑩ 慈帏：指母亲。
⑪ 药裹：药囊。此处指代药费。
⑫ 惔（tán 谈）：火烧。
⑬ 风铎雨铃之余：意指空闲之时。风铎，风铃。
⑭ 废书：放下书。

人书，不在章句而在得其立言之大旨。苟能善体古人之意而不泥古人之言，融会贯通，博观而约取，精入而慎出，庶可以上接先圣之传而下示来兹①之准。医虽小道，其心主于活人，其术可以济世，盖立德立功俱在焉。而顾欲自著一书，视他之立言则更难矣。予不揣固陋，创有医论数种，未经梓行，先将入门之法数则编成次第，以为初学小补，名曰《医学阶梯》。既根据《内经》《灵》《素》《伤寒论翼》诸书，兼复参以《书》《易》二经、《性理大全》②诸理解，删繁就简，去疑存信。虽亦间出己意，其实皆窃古人之绪余，而发挥其指趣③者也。谓可藉是以自附于立言之列，予则何敢。若云穷愁困顿，抑郁无聊，不得已而为之则诚有焉。书成未敢授梓，然终藏之而不问世，不特无益于斯人，抑何以正其得失哉？爰出管见，以公同志云。

康熙甲申岁小春月④下浣⑤紫琅张叡纂

---

① 来兹：泛指今后。
② 性理大全：又名《性理大全书》，收录宋代理学家有关理学著述的文集，凡七十卷，明胡广等人奉敕编辑。
③ 指趣：犹旨趣。大意。
④ 小春月：农历十月。
⑤ 下浣：下旬。

校订姓氏

胡作相　代言
许成琇　荆石
李苏　　眉三
谷旦如　宸臣
胡光国　宾臣
蒋伫昌　占五
龚维衡　星五
许成珂　玉墀
胡作柄　谦持
王正绪　季长
谭一震　戒隣
谭一豫　崇叔
周邦治　东陕
周爱諏　及思
胡克宽　东易
胡克裕　篆水
宋镶　　冶存，黄冈
甘调元　谐卜
沈成绳　直夫，萧山
杜锦　　含章，南阳
门人
刘谦　　六吉，延令
蒋岱　　鲁山，钟祥
男　圯铎

目 录

卷之一

表里阴阳论 ……………… 一
躯壳论 …………………… 三
耳 ………………………… 五
目 ………………………… 六
口附唇 …………………… 六
鼻 ………………………… 八
舌 ………………………… 九
皮 ……………………… 一〇
毛 ……………………… 一一
腠理 …………………… 一一
须 ……………………… 一二
发 ……………………… 一三
眉 ……………………… 一三
爪 ……………………… 一四
茎即玉茎 ……………… 一五
垂即睾丸 ……………… 一六
肌 ……………………… 一六
肉 ……………………… 一七
筋 ……………………… 一七
骨 ……………………… 一八
脑髓 …………………… 一九

齿舌载五官 …………… 二〇
脉络 …………………… 二一
咽喉 …………………… 二一
窍阴 …………………… 二二
肛魄二门 ……………… 二三
腔子论 ………………… 二三
心 ……………………… 二五
肝 ……………………… 二六
脾 ……………………… 二七
肺 ……………………… 二七
肾 ……………………… 二八
胆 ……………………… 二八
胃 ……………………… 二九
大肠 …………………… 三〇
小肠 …………………… 三一
膀胱 …………………… 三一
三膲 …………………… 三二
包络 …………………… 三三
命门 …………………… 三四
丹田附气海 …………… 三五
子宫 …………………… 三六
魂魄 …………………… 三六
神 ……………………… 三七

志 ……………………… 三八
意 ……………………… 三八
精 ……………………… 三九
血 ……………………… 三九
津 ……………………… 四〇
涎唾附沫 …………… 四一
液附汗 ……………… 四二
涕 ……………………… 四二
泪 ……………………… 四三
尿 ……………………… 四三
矢 ……………………… 四四
月水 ………………… 四五
乳汁 ………………… 四五

卷之二

病机论 ……………… 四七
证治论上 …………… 四八
证治论下 …………… 五〇
制方定法论 ………… 五一
法中法论 …………… 五三
方中方论 …………… 五四
症中症论 …………… 五六
论中论 ……………… 五八
审症论 ……………… 五九
察病论 ……………… 六〇
病情论 ……………… 六一

废病论 ……………… 六二
膏粱迥别论 ………… 六四
方土不同论 ………… 六五
多补少克论 ………… 六六
讲读医书论 ………… 六八
《内经》总论 ……… 七〇
五行统论 …………… 七一
五行合论 …………… 七三
阴阳互论 …………… 七五
真元论 ……………… 七六
气血论 ……………… 七七
脉络论 ……………… 七九
天癸篇 ……………… 八〇
孤阴独阳论 ………… 八二
针灸刺砭论 ………… 八三
常人好药论 ………… 八四
病人不信药论 ……… 八五
太素脉论 …………… 八六

卷之三

医说 ………………… 九九
业医根柢论 ………… 一〇〇
本草总论 …………… 一〇三
药性论 ……………… 一〇四
偏药论 ……………… 一二七
僻药论 ……………… 一二七

良药论 ················ 一二八

毒药论 ················ 一二九

大药论 ················ 一三〇

生灵药论 ············· 一三二

药引论 ················ 一三三

汤方论 ················ 一三四

汤方类论 ············· 一三九

卷之四

针经论 ················ 一五〇

经络论 ················ 一五一

十二经分类歌附奇经八脉歌···

·················· 一五七

　肺经 ················ 一五七

　大肠经 ············· 一五七

　胃经 ················ 一五八

脾经 ················ 一五八

心经 ················ 一五九

小肠经 ············· 一五九

膀胱经 ············· 一五九

肾经 ················ 一六〇

包络经 ············· 一六〇

三膲经 ············· 一六一

胆经 ················ 一六一

肝经 ················ 一六二

奇经八脉歌 ········ 一六二

脉论 ················ 一七六

运气论 ············· 一八七

伤寒论 ············· 二一五

伤寒类论附汤歌 ····· 二二三

校注后记 ············· 二二九

卷之一

表里阴阳论

尝观天地万物之理，表里、阴阳备矣。盖表者阳也，里者阴也。自两间而言，天为表，地为里，日为阳，月为阴。自一身而言，躯壳为表，腔子为里，背为阳，腹为阴。然天地亦自有表里，日月亦自有阴阳，腔壳亦自有表里，背腹亦自有阴阳。夫人躯壳，肤外为表，肤内为表之里。耳、目、口、鼻、皮、毛、腠理、须、发、眉、爪、茎、垂，表之表也。肌、肉、筋、骨、脑髓、齿、舌、脉络、咽喉、窍阴、营气、卫气、宗气、肛门、魄门，表之里也。是以腔子之内藏者为里之里，出者为里之表。心、肝、脾、肺、肾、胆、胃、大肠、小肠、膀胱、三膲、包络、命门、丹田、气海、脂膜、子宫，里之里也。魂魄、神、志、意、精、血、津、涎唾沫、涕、泪、汗液、尿、秽、月水、乳汁，里之表也。总之，腔子里之走表者也，躯壳表之走里者也。背统乎腹而阳以率阴之理寓焉，腹承乎背而阴以顺阳之理存焉。人身一天地日月也。

今人但知表属阳而里属阴，夫岂知表中有里，阴中有阳，且阴阳表里原非两判。凡有表即里，有阴即有阳，表里阴阳，浑如太极，而表不可无里，里不可无表，阴不可无阳，阳不可无阴也哉。程子①云："阴阳消长之际，无截然绝断之理。②"《丹经》③云：孤阳不生，独阴不长。《内经》云："一阴至绝作朔晦，却具合以正其理。④"则夫阴阳有时而消息，表里无刻而或离。观诸天地日月，而表里阴阳之理，固不辨而自明也矣。

　　按：《灵枢·阴阳系日月》篇⑤岐伯曰："腰以上为天，腰以下为地。足之十二经脉以应十二月，月生于水，故在下者为阴；手之十指，以应十日，日主火，故在上者为阳。"《素问·宣明五气⑥》篇岐伯曰："足太阳与少阴⑦为表里，少阳与厥阴为表里，阳明与太阴为表里，是为足阴阳。手太阳与少阴为表里，少阳与心主⑧为表里，阳明与太阴为表里，是为手阴阳。"然则阴与阳分，而阴

①　程子：程颐（1033—1107），北宋理学家和教育家，字正叔，洛阳伊川人，人称伊川先生。

②　阴阳消长……绝断之理：语见《河南程氏遗书》卷第二上。

③　丹经：疑为炼丹书，具指不详。

④　一阴至绝作朔晦，却具合以正其理：语见《素问·阴阳类论》。一阴是阴气之最终，也是阳气的开始，有如朔晦的交界，这就明确无误地印证了阴阳的道理。朔，夏历每月初一日；晦，夏历每月末一天。

⑤　按灵枢阴阳系日月篇：辛亥本作"胡柳斋先生云《灵枢经》"。"柳"当作"抑"。

⑥　宣明五气：据《素问·血气形志》当作"血气形志"。

⑦　少阴：原作"少阳"，据《素问·血气形志》改。

⑧　心主：即心包络，手厥阴经。

阳之中又各自兼阴阳，故曰表里内外雌雄相输应①也。仲崖②此论，往复出入，精彻内外，扼全书之大旨，医师家当奉为宝鉴，各详求于阴阳分合之故，方知斯道细如毫发，未易一二③为浅人言也。

躯壳论

余读《灵枢》云："人始生，先生精，精成而脑髓生。骨为干，脉为营，肉为墙，筋为刚，皮肤坚而毛发长④。"则知躯壳在已成之后也。赵氏⑤云：人之躯壳，譬如元宵鳌山走马灯，拜者、舞者、飞者、走者，无一不具。⑥五官四维，其大要也。五官，耳目口舌鼻也。四维，两手两足也。至皮毛腠理之类，为躯壳之表；肌肉筋骨之类，为躯壳表之里。夫躯壳尚有表里之分，而躯壳中之形骸，可不条分缕析耶。

人之二目有五轮之分，两耳有听宫之名，鼻气通乎天气，口气通乎地气，昔人已详言之，惟舌能通乎水火，未见其论也。舌固属心，独不言舌本属肾。如舌糜，心火发

---

① 输应：对应。
② 仲崖：张仲岩。清代人，著有《修事指南》。
③ 一二：逐一。
④ 人始生……毛发长：语见《灵枢·经脉》。刚，作"纲"。
⑤ 赵氏：指明代医家赵献可，其学术思想以养火为主，著有《医贯》等。
⑥ 人之躯壳……无一不具：语本《医贯》卷之一《玄元肤论》。

越；舌强，肾水逆流也。《内经》轩辕云：人有重身，九月而瘖，奈何？岐伯有包络脉绝之答。轩辕复问，何以言之？岐伯复言，包络者系于肾，少阴之脉，贯肾系舌本，故不能言。[①] 注家以绝为阻绝之绝，非断绝之绝也。《经脉》篇又有"循咽喉夹舌本"之句，是舌固属心与肾，而为水火之象。何得略肾而止言心乎？若止云舌乃心之苗，此等疑案，不可不阐发也。

夫人四维即四肢也。经云"四维相代，阳气乃竭"[②]。又云："结阳者，肿四肢[③]。"盖四肢为诸阳之散布，结则焉不得肿耶。今人只知脾主四肢，而不知四肢之所以然。人之躯壳、五官、四维，各具生动之机。《丹经》有玄牝[④]祖气之说，释家有主人公之称。四肢百骸尽禀命于一股元阳之气，何得止言脾主四肢而不言四肢禀命元阳乎？且四肢譬躯壳之枝叶，皮毛筋骨之类乃躯壳中之条理，上古所以谓之为干，为脉，为营，为墙，为刚也。然根本不固，则生意寝衰[⑤]。故曰"守身为大"，盖不徒以躯壳视躯壳也。

---

① 人有重身……故不能言：语见《素问·奇病论》。包，作"胞"，义胜。

② 四维相代，阳气乃竭：语见《素问·生气通天论》。

③ 结阳者，肿四肢：语见《素问·阴阳别论》。

④ 玄牝：道家指衍生万物之根源。《老子》："谷神不死，是谓玄牝。玄牝之门，是谓天地之根。"

⑤ 寝衰：逐渐衰减。寝，通"寝"，逐渐。《汉书·刑法志》："二伯之后，寝以陵夷。"

耳

　　《灵枢经》云："耳者，肾之官也①。"又曰肾主耳，肾在窍为耳，肾气通于耳，皆此意也。又曰：心开窍于耳②，胆脉循胁络于耳，三膲之络会于耳。肝病气逆则耳聋不聪。③ 张仲景云：足少阳胆病，耳聋，口苦，咽干，目眩。④ 李东垣云：耳本主肾，复能听声。声为金，是耳中有肺⑤也。《准绳》引赵以德云：十二经脉中，除去足太阳、手厥阴，其余十经脉络皆入耳中。《灵枢经》则云："十二经脉、三百六十五络，其血气皆上于面而走空窍，其精阳气上走于目而为睛，其别气走于耳而为聪⑥。"又曰："耳者宗脉之所聚。胃中空则宗气虚，虚则下，溜脉有所竭者，故耳鸣。⑦"即此论之，诸经络皆通于耳，肝胆经病者居多，而肾其本病也。凡耳病，非生于火即生于气，非离宫虚即坎水竭。或开窍通气以聪耳，或壮水益火以固源。其暴聋、久聋、耳鸣、耳痒、耳痛、耳肿、耳脓之患，各察其经络治之，则应手立痊矣。至汤水入耳，飞

---

　　① 耳者，肾之官也：语见《灵枢·五阅五使》。
　　② 心开窍于耳：语本《素问·金匮真言论》。
　　③ 肝病气逆则耳聋不聪：语本《素问·脏气法时论》。
　　④ 足少阳胆……咽干目眩：语本《伤寒论·辨少阳病脉证并治》。
　　⑤ 肺：《证治准绳·杂病·七窍门下》此后有"水"字，义胜。
　　⑥ 十二经脉……耳而为聪：语出《灵枢·邪气脏腑病形》。聪，作"听"。
　　⑦ 耳者宗脉……故耳鸣：语出《灵枢·口问》。气，作"脉"。

虫入耳，不在心肾虚实、火病气病之列，当以外法疗治。

目

《灵枢》云："目者，肝之官也。①"又云："天有日月，人有两目。②"《准绳》引《内经》云：五脏六腑之精气，皆上注于目而为之精。故后世有五轮八廓之论。五轮如黑轮属肾，青轮属肝之类。八廓如肾与膀胱为津液廓，肝与胆为清净廓之类。则人之眼目皆属于脏腑矣。然必③以肝肾为主，肝受血而能视，肾者肝之母也，木得水而能荣，故滋水则肾足，养血则肝充。如目昏、目盲、瞳子散大、视一物如两物，皆用肾肝同治、乙癸同源之法。又有能近视而不能远视者，当培其火；能远视而不能近视者，当滋其水。至火眼、风眼、赤眼、白眼、内外障、胬④肉、云翳、淫风荡泪、眼下忽如卧蚕状者诸病，当用火郁发之、木郁达之之法，必不得已疏风清火，退翳消障，慎不可肆用寒凉辛散之剂，以致目病不除而他病又生也。

口附唇

《灵枢》云："口唇者，脾之官也。⑤" 《素问》云：

---

① 目者，肝之官也：语见《灵枢·五阅五使》。
② 天有日月，人有两目：语见《灵枢·邪客》。
③ 必：辛亥本作"人"。
④ 胬：原作"弩"，据文义改。
⑤ 口唇者，脾之官也：语见《灵枢·五阅五使》。

"中央色黄，入通于脾，开窍于口，藏精于脾①。"又云：脾主口，在②脏为脾，在窍为口。又云："脾气通于口，脾和则口能知五味矣。③"此脾脉之主于口也。《灵枢》云：足阳明之脉夹口交承浆，手阳明之脉交人中，此胃、大肠之脉夹于口也。《素问》云："膀胱移热于小肠，膈肠不便，上为口糜。④"又云：少阳司天⑤，火气下临，肺气上从，口疡。⑥此肺与膀胱病于口也。凡人脾热则口甘，肝热则口酸，心热则口苦，胆热则口亦苦，肺热则口辛，肾热则口咸，胃热则口淡，胃热则口亦涩。至口臭亦有胃热者，亦有胃寒者。王宇泰⑦治严氏口臭，用寒凉清胃之药不效，用加减甘露饮而愈。此则口病分别各有征验也。

然五脏之色，病则又各见于唇。如脾之本病则唇黄，肝病则唇青，肺病则唇白，心病则唇赤，肾病则唇黑。又如湿病则唇肿，风病则唇瞤，寒病则唇揭，热病则唇皱，躁病则唇裂，火病则唇痒，气病则唇麻，血病则唇木。又《经脉》篇"足太阴气绝则唇反，足厥阴气绝则唇青，舌

---

① 中央色黄……藏精于脾：语见《素问·金匮真言论》。

② 在：辛亥本作"主"。

③ 脾气通于……知五味矣：语见《灵枢·脉度》。

④ 膀胱移热……上为口糜：语见《素问·气厥论》。

⑤ 司天：运气术语。客气中主岁之气。位当三之气，主管上半年气候、物候等变化。司，主持掌管；天，气候天象。

⑥ 少阳司天……口疡：语本《素问·五常政大论》。"口"作"曰"。

⑦ 王宇泰：王肯堂，明代医学家，著有《证治准绳》《医镜》等。

卷，卵缩。甲笃乙死，庚笃辛死^①"等条，务察唇之色象以断病之浅深。

《素问》云：脾者仓廪之本，营之居也，其华在唇。^②《灵枢》云：阳明所生病者，口喝唇胗^③，则唇属脾胃明矣。上唇夹口属手阳明大肠，下唇夹口属足阳明胃，则胃与大肠为唇之会。脾又为上下唇之主也，辨其唇之焦枯润泽，或疗本脏而扶正，或疗他脏而救援，则药无施而不可。要之，口与唇皆以脾为本。

鼻

《灵枢》云："鼻者，肺之官也。^④"《素问》云："西方色白，入通于肺，开窍于鼻，藏精于肺。^⑤"心肺有病而鼻为之不利也。扁鹊云："肺气通于鼻，肺和则能知香臭。^⑥"所谓鼻气通乎天气是也。至肺风鼻塞，肺寒鼻涕，肺火鼻衄^⑦，胆热鼻渊，肺毒鼻瘜、鼻疮，其病皆主于肺。

---

① 甲笃乙死，庚笃辛死：足太阴气绝唇反病证，逢甲日危重，逢乙日死亡，因脾在五行属土，甲乙属木，木能胜土。足厥阴气绝病证，逢庚日危重，逢辛日死亡，因肝在五行属木，庚辛属金，金能胜木。

② 脾者仓廪……其华在唇：语本《素问·六节藏象论》。

③ 阳明所生病者，口喝唇胗（zhěn 枕）：语本《灵枢·经脉》。唇胗，口唇溃疡。

④ 鼻者，肺之官也：语见《灵枢·五阅五使》。

⑤ 西方色白……藏精于肺：语见《素问·金匮真言论》。

⑥ 肺气……则能知香臭：语出《难经·第三十七难》。"肺和"作"鼻和"。

⑦ 鼻衄（qiú 求）：鼻塞不通。衄，堵塞。

《灵枢》云："肺气虚则鼻塞不利少气，实则喘喝，胃盈仰息。①"由此推之，或用疏肺以除鼻塞，或用散寒以除鼻涕，或清热以除鼻衄，或泻火以除鼻渊，或清金益肺而除鼻瘜，或凉血解毒而除鼻疮。如鼻窒、鼻嚏、鼻肿、鼻痛、鼻痒、鼻木、鼻齄②、鼻流黄水诸症，俱属肺病，各辨虚实寒热及司天移热等类，按脉切理，务中肯綮③可也。

舌

《灵枢》云："舌者，心之官也。④"《素问》云：心主舌，心在窍为舌。⑤《灵枢》又云："心气通于舌，心和则舌能知五味矣。⑥"世人拘墟⑦之见，但知舌属心，不知又属肾肝脾。尝考《经脉》篇曰：足少阴经循喉咙，夹舌本；足太阴经病，舌本强痛；足厥阴经病，唇青、舌卷、卵缩。可知舌又属他经也。故仲景治厥阴有舌卷、囊缩之说，东垣论舌知味是舌中有脾之验，孙景思⑧论心脾风热所乘有舌强、舌肿、重舌、木舌、舌不能转、舌中出血诸

---

① 肺气虚则……胃盈仰息：语出《灵枢·本神》。"胃"作"胸"。
② 齄（zhā 楂）：粉刺。
③ 肯綮（qìng 庆）：筋骨结合的地方，比喻要害或关键。
④ 舌者，心之官也：语见《灵枢·五阅五使》。
⑤ 心主舌，心在窍为舌：语本《素问·阴阳应象大论》。
⑥ 心气通于……知五味矣：语见《灵枢·脉度》。
⑦ 拘墟：同"拘虚"。比喻孤处一隅，见闻狭隘。
⑧ 孙景思：明代医家，新安人，著有《医论》。

病，张路玉①《伤寒绪论》有七十二舌察法，王宇泰《证治准绳》又兼有他经病情。据予论之，舌更通于水火。水竭固有津液不朝之理，火炎亦有亢则害之论。凡疗舌病，不可骤用黄连直泻君火，君火折灭则舌无所主，惟真正心火炽盛者宜之耳。须知尚有引火归源、水火既济之法。滋肾中之水，俾其济也；补命门之火，引之归也。至于他经舌病之因与外感舌胎之色，又当分别疗治之。

皮

《灵枢·本脏》篇岐伯云："肺应皮，皮厚者大肠厚，皮薄者，大肠脾薄缓②，皮急者大肠急而短，皮滑者大肠直，皮肉不相离者大肠结。心应脉，皮厚者脉厚，皮薄者脉薄，皮缓者脉缓。肾应骨，密理厚皮者三膲膀胱厚，粗理薄皮者三膲膀胱薄，皮急而无毫毛者三膲膀胱急。"《失常》③篇伯高云："人有肥有膏有肉。䐃肉④坚，皮满者，肥。䐃肉不坚，皮缓者，膏。皮肉不相离者，肉。"由此推之，相皮亦自有道矣。据方土而论，南方生人皮肤柔脆，北方生人皮肤坚强，是皮以风土分也。据地位而论，王公大人身体柔脆，贫贱作苦皮肤坚厚，是皮以颐养分

---

① 张路玉：张璐（1617—1700），清代医家，号石顽。著述较多，有《本经逢原》《诊宗三昧》等。

② 脾薄缓：《灵枢·本脏》作"薄，皮缓，腹里大者，大肠大而长"。

③ 失常：指《灵枢·卫气失常》。

④ 肉：原作"内"，据《灵枢·卫气失常》改。下同。

也。学者明此，行气逆顺，有余不足之间，可得而论矣。

毛

《素问》曰：肺主皮毛。又云：肺气一败则皮毛先绝。则知周身之毛皆肺主之。细察毛色，或枯或润，可以觇①肺之病否，然亦系于各脉。岐伯曰："足阳明之下，血气盛则下毛美长至胃；血多气少则下毛美短至脐；血气皆少则无毛，有则稀枯悴。足少阳之下，血气盛则胫毛美长，外踝肥；血多气少则胫毛美短，外踝皮坚而厚；血少气多则胻毛少，外踝皮而软；气血皆少则无毛，外踝瘦无肉。手阳明之下，血气盛则腋下毛美。②"各有至理，均宜细参之。

腠　理

《灵枢经》云："腠理发泄，汗出溱溱。③"又云："卫气者，所以温分肉，充皮肤，肥腠理，司开阖者也。④"故有玄腑鬼门之称。又有"腠理开，汗大泄"之论，汗垢从此而出，风邪由此而入。凡人周身毫毛皆有孔窍。孔窍即

---

① 觇（chān 搀）：察看。

② 足阳明之……腋下毛美：语出《灵枢·阴阳二十五人》。"胃"作"胸"；外踝皮后有"薄"字；胻（héng 横），脚胫。

③ 腠理发泄，汗出溱溱（zhēn 真）：语见《灵枢·决气》。溱溱，汗出貌。

④ 卫气者……开阖者也：语见《灵枢·本脏》。

腠理分际①。腠理闭，外邪不能入，玄腑疏，汗易出。南方人好洁，玄腑鬼门易开。北方人不常浴，所以垢腻护围腠理，邪不轻犯，汗不易出。然各人赋质不同，南北间或相反，亦不必定株守一说。

须

在颐②曰须，在颊曰髯，口上须曰髭。经云："足阳明之上，血气盛则髯美长；血少气多则髯短；气少血多则髯少；血气皆少则无髯，两吻多画。""足少阳之上，气血盛则通髯美长；血多气少则通髯美短；血少气多则少髯；血气皆少则无须。""手阳明之上，血气盛则髭美；血少气多则髭恶；血气皆少则无髭。""手太阳之上，血气盛则有多须，面多肉以平。③"或曰有腐刑须不生，有不腐刑而须不生，何也？尝考《灵枢》，"黄帝问：士人有伤于阴，阴气绝而不起，阴不用，然其须不去，其故何也？宦者独去何也？岐伯曰：宦者去其宗筋，伤其冲脉，血泻不复，皮肤内绝，唇口不荣，故须不生。黄帝又曰：其有天宦者，未尝被伤，不脱于血，然其须不生，其故何也？岐伯又曰：此天之所不足也，其冲任不盛，宗筋不成，有气无血，唇

---

① 分际：界限。
② 颐：腮。
③ 足阳明之……多肉以平：语见《灵枢·阴阳二十五人》。画，皱纹。

口不荣，故须不生。①"妇人所以无须者，亦缘冲任之脉不荣口唇，故须不生。是髭髯胡须有无多寡皆各有因也。至其枯润黑白则又系乎人之颐养何如耳。

发

经云："肾之合骨也，其荣发也。②"女子七岁，肾气实，齿更发长。五七，阳明脉衰，面始焦，发始堕。丈夫八岁，肾气实，发长齿更。五八，肾气衰，发堕齿槁。又云"天癸尽，发鬓白"，是发之盛衰皆肾气有余不足为之也。有谓发乃血余，原属心火，火性上炎，故发生于上。殊不知冲任之脉为十二经之海，谓之血海。血盛则荣于发，血气衰则脱落，安得置"血海"二字不论，而徒泥"心主血"之一语乎？故古来乌须黑发之方多主补肾，至病征在发亦有可参。经云："虚邪中人，始于皮肤，皮肤缓则腠理开，开则邪从毛发入，入则抵深，深则毛发立。③"此则其病又不专属于肾也，推类求之其庶几乎。

眉

经云："足太阳脉气所发之穴，两眉头各一。④"注云：

---

① 黄帝问……故须不生：语见《灵枢·五音五味》。"内绝"作"内结"。

② 肾之合骨也，其荣发也：语见《素问·五脏生成》。

③ 虚邪中人……则毛发立：语见《灵枢·百病始生》。

④ 足太阳脉……眉头各一：语见《素问·气府论》。"之"作"者七十八"。

攒竹穴，眉棱骨处。经又云："美眉者，足太阳之脉，气血多；恶眉者，气血少①。"眉之美恶、气血，皆太阳膀胱经脉所系。伯高云："色起两眉薄泽者，病在皮②。"则眉之统属又在手太阴肺经所主，经云"肺主皮毛"是也。往往眉脱多用补肺，肺足则气旺，气旺何致皮毛先绝乎。然有气虚眉落，亦有风疾眉脱，又要审其眉之形色，于太阳膀胱各经细加体验，不可盖言须眉颁白③，执一而治也。

爪

经云："肝之合筋也，其荣爪也④。"盖爪为筋之余⑤，乃肝之余气。又云："多食酸则筋急而爪枯⑥。"酸固入肝，过酸则爪枯，节酸则爪润。故爪有枯润，润则肝气有余，枯则肝气涸竭也。又云："肝应爪，爪厚色黄者胆厚，爪薄色红者胆薄，爪坚色青者胆急，爪濡色赤者胆缓，爪直色白无纹者胆直，爪恶色黑多纹者胆结⑦。"又云："足少

---

① 美眉者……气血少：语见《灵枢·阴阳二十五人》。
② 色起两眉薄泽者，病在皮：语见《灵枢·卫气失常》。
③ 颁白：即"斑白"，"颁"通"斑"。《孟子·梁惠王上》："颁白老不负戴于道路矣。"
④ 肝之合筋也，其荣爪也：语见《素问·五脏生成》。
⑤ 余：原作"牙"，据《素问·五脏生成》改。
⑥ 多食酸则筋急而爪枯：语出《素问·五脏生成》。"酸"作"辛"。
⑦ 肝应爪……纹者胆结：语见《灵枢·本脏》。"无纹"原作"无约"，据下文"多纹"改。

阳之上，感于寒湿则善痹，骨痛爪枯。①"盖足少阳属胆，肝胆同宫，故其征皆如此。

茎即玉茎

《灵枢》云："天有十日，人有手十指应之。辰有十二，人有足十指、茎、垂应之。女子不足二节，以抱人形。②"则知男子之茎垂大小、强弱，不可不论也。夫人一生玉茎有斲丧③致衰者，有自幼靡弱者，有亢而不举者，亦有举而不衰者。盖强弱各别，不可概言肾惫也。大凡少年纵欲过度，真水竭而虚火盛，茎常自举不缩，此皆不足之症也。若老人阳事坚强，暮年得子，此天真禀足，肾原有余。至如自幼至老，阳衰不起，临交不动，岂关斲丧？过甚以致火衰，亦其天真原不足也。又如一种，僧、道、鳏、童，无阴交合，久失火性，反亢而不举。昔薛立斋疗男子阴痿不起，作郁火治，用黄柏、知母清火坚肾而效，皆由此意。倘不明火亢，仍用桂、附，则阳愈亢而阴愈痿，不免壮火食气之说矣。至斲丧致痿，由命门火衰，又安得强指为郁火乎？

---

① 足少阳之……骨痛爪枯：语见《灵枢·阴阳二十五人》。
② 天有十日……以抱人形：语见《灵枢·邪客》。
③ 斲（zhuó 浊）丧：伤害。

垂 即睾丸

《灵枢》云："厥阴气逆则睾肿。[1]" 又曰："茎垂者，身中之机，阴精之候，津液之道也。[2]" 故饮食不节，喜怒不时，津液内溢，乃下留于睾，血道不通，日大不休，俯仰不便，趋翔[3]不能。又云："小肠病者，小腹痛，腰脊控睾而痛。[4]" 经又曰："任脉为病，男子内结七疝，女子带下瘕聚。[5]" 治之之法，或专治肾经，或兼治肝经，人亦有知之者，至于病在任脉则罕能治疗，不知任脉乃统会诸阴之义。盖三阴之脉皆朝于任脉。任脉不调是谓阴气失柄[6]，溃败不收，流注下行，逆而不返，淫入于垂，发而为疝。疗此者，或用益火导原之法，或用任脉本经之药。药入于络，针芥相投，不浃辰[7]而效奏矣。

肌

经云：阳明主肌肉之表。又云："气血盛则充肤热肉，血独盛则淡渗皮肤，生毫毛。[8]" 肌肉之分，不无别也。凡

---

① 厥阴气逆则睾肿：语见《灵枢·经脉》。
② 茎垂者……液之道也：语见《灵枢·刺节真邪》。
③ 趋翔：疾行和腾跃。
④ 小肠病者……控睾而痛：语见《灵枢·邪气脏腑病形》。
⑤ 任脉为病……带下瘕聚：语见《素问·骨空论》。
⑥ 失柄：丧失……权利，此指丧失职司的功能。
⑦ 浃（jiá 夹）辰：古代以干支纪日，自子至亥一周十二日为"浃辰"。
⑧ 气血盛则……生毫毛：语见《灵枢·五音五味》。

人一身，不过外而皮毛，内而肌肤，以至经络、脂膜、筋骨之类。所谓脂者，即近肉膏也。肌者，连皮嫩膏也。而脂渗于中，其质肥而虚。肌连于皮，其质嫩而实。实则肤坚，嫩则皮润。盖美躯华壳者在润肌泽肤，而润泽之功在荣养气血，故有肌粟①、肌瘦、肌寒、肌热。肌虽在表，病各有因，人只言病在肌肤为表症，何哉？

肉

经云："脾主肉。②""在体为肉，在脏为脾。③"凡人一生体厚，由禀赋有余；自幼羸瘦，属天真不足；中年发胖，乃颐养太过；晚年不衰，缘谨守真元。皆以肉为征。经所谓"肉为墙"者不信可验乎？至于治病，各审所因。湿伤肉，风胜湿；甘伤肉，酸胜甘；久坐伤肉；形乐志乐④，病生于肉；邪在脾胃则病肌肉痛；邪溢气壅，脉热肉败。由此言之，调摄盖亦多术矣。

筋

经云："肝主身之筋膜。⑤"又云：肝者，其充在

① 肌粟：因遇惊恐或寒冷而在皮肤上隆起小疙瘩。
② 脾主肉：语见《素问·宣明五气》。
③ 在体为肉，在脏为脾：语见《素问·阴阳应象大论》。
④ 形乐志乐：形体和心志安逸。
⑤ 肝主身之筋膜：语见《素问·痿论》。

筋。① 又云"湿热不攘，大筋软短，小筋弛长，软短为拘，弛长为痿。②"则知筋有大小之别。凡人身之筋，似经纬然。直者经也，横者纬也。若非经纬错综，则骨节不相接续矣。更有宗筋为周身之总筋，譬如绳索之有须结，绾③摄上下诸经者也。岐伯有云："阳明者，五脏六腑之海，主润宗筋。宗筋主束骨而利机关。④"《经脉》篇云："足厥阴气绝则筋绝。厥阴者，肝脉也。筋者聚于阴气⑤，而脉络于舌本也。脉弗荣则筋急，筋急则引舌与卵，故唇青舌卷卵缩则筋先死。"《经筋》篇言十二经之筋与其病至详至备。因经旨浩繁不能遍载，此不过分大小之筋以发软短弛长之意云尔。

骨

经云："肾之合骨也。⑥"肾主身之骨。⑦ "脉在体为骨，在脏为肾。⑧"又云："髓者骨之充。⑨" "骨者髓之

---

① 肝者，其充在筋：语本《素问·六节藏象论》。
② 湿热不攘……弛长为痿：语见《素问·生气通天论》。
③ 绾（wǎn 晚）：盘结。
④ 阳明者……而利机关：语见《素问·痿论》。
⑤ 聚于阴气：《灵枢·经脉》作"聚于阴器"。
⑥ 肾之合骨也：语见《素问·五脏生成》。
⑦ 肾主身之骨：语本《素问·痿论》。"骨"作"骨髓"。
⑧ 脉在体为骨，在脏为肾：语见《素问·阴阳应象大论》。
⑨ 髓者骨之充：语见《素问·解精微论》。

府。①""水不胜火，则骨枯而髓虚，故足不任身，发为骨痿。②"或因阴虚为骨蒸，骨髓酸痛。寒气至为骨痹，痹在于骨则重。大率阳虚骨寒，阴虚骨热。治法多端，要以养肾为本。又有邪气致病者，如《内经》湿淫所胜，胕肿骨痛；燥淫所胜，筋骨内变；厥阴之复，筋骨掉眩；少阴之复，少气骨痿；岁火太过，身热骨痛③之类。审岁气而养天和，则治标之道得矣。然亦有因药病骨者。经云：不远热则热至，热至则身热，骨节变，肉痛，血溢等病生④，是以调理之方，必须细论。久立则伤骨，多食甘则骨痛，骨病勿多食苦。经且再三言之矣，奈何忽诸？

脑　髓

《灵枢》云："脑为髓之海，其输上在于其盖，下在风府。⑤"又云："髓海有余，则轻劲多力，自过其度；髓海不足，则脑转耳鸣，胫酸眩冒，目无所见，懈怠安卧。⑥"又云："五谷之津液和合而为膏者，内渗入于骨空，补益脑髓，而下流于阴股。阴阳不和，则使液溢而下流，髓液皆减而下，下过度则虚，虚故腰背痛而胫酸。⑦"又云：

---

① 骨者髓之府：语见《素问·脉要精微论》。
② 水不胜火……发为骨痿：语见《素问·痿论》。
③ 湿淫所胜……身热骨痛：语本《素问·至真要大论》。
④ 不远热则……溢等病生：语本《素问·六元正纪大论》
⑤ 脑为髓之……下在风府：语见《灵枢·海论》。盖，指头巅百会穴。
⑥ 髓海有余……懈怠安卧：语见《素问·海论》。度，常度。
⑦ 五谷之津……痛而胫酸：语见《灵枢·五癃津液别》。

"液脱者，骨属屈伸不利，色夭，脑髓消，胫酸，耳数鸣。①"是则人身之髓聚于脑而充于骨，髓足则骨坚，髓不足则骨痿，故《素问》有"形脏四，脑髓骨为一脏，藏而不泻"之论。填精益髓以固其根本，复调气养血以和其阴阳，则髓海日充而膏液不至于脱矣。

齿舌载五官

岐伯云：丈夫八岁而齿更。三八真牙生，长极。五八则齿槁，八八而齿去。女子亦然，以七为数。② 少俞③曰：齿者，骨之所终。王宇泰云：齿者，骨之标，髓之所养也。盖肾主骨，齿属肾，惟上下根属阳明。《经脉》篇云：足阳明之支者，入于上齿，手阳明之支者，入于下齿。赵养葵云："齿固属肾，上下根属阳明。下根痛，喜热而恶寒，取手阳明大肠；上根痛，喜寒而恶热，取足阳明胃。④"故东垣论葱白引升麻散手阳明之风邪，引石膏止足阳明之齿痛。王宇泰又云：阳明实则齿坚牢，阳明虚则齿浮动。齿之为害，非水亏而齿槁，即阳明虚而齿摇；不是虚火上炎而为害，即是实火亢盛而作祟；或因风而鼓痛，或因虫而蛀疼。至齿䘌、齿蟨、齿龋、齿疳、齿疼、齿肿，

---

① 液脱者……耳数鸣：语见《灵枢·决气》。
② 岐伯云……以七为数：语本《素问·上古天真论》。
③ 少俞：上古时代传说医家，尤精针灸术。
④ 齿固属肾……足阳明胃：语出《医贯·卷之五先天要论（下）·齿论》。

须分其属实、属虚、属风、属火、属虫，各依类治之。

脉　络

人身之①脉有三义：一曰经脉之脉，二曰脉息之脉，三曰宗气之脉。经脉者，如十二经注血之脉，昼夜五十周于身是也。脉息者，寸、关、尺三部，一息四至脉是也。宗气者，即《内经·五脏别论》脑、髓、骨、脉、胆之脉是也。今人浑言其脉，并未言脉为宗气。《平人气象论》以乳之下动脉名宗气，盖专指胃之大络贯鬲②络肺者而言。谓十二经之尊主四时，皆以胃为本耳。以余所闻，宗气在骨膜之上，不比皮毛、肌肉、血脉、筋骨显而易明，即如豚豗蹄骨，揭去皮肉，膜上有红丝，用刀着力刮而不去，非宗气而何。宗气即脉之别名。骨无此不能荣润周身，所以骨内有髓滋养乎骨，骨外有脉荣润乎脉③，不明宗气之理，虽侈谈经脉、脉息，终是经旨未彻也。

咽　喉

人之有咽喉，犹疆域之有关口。关口闭塞则疆域不通，咽喉不利则水谷不进。《内经》少师曰："咽喉者，水谷之道路。喉咙者，气之所以上下也。④"《准绳》引经

① 人身之：辛亥本作"灵枢谓"。
② 鬲：通"膈"。《论衡·效力》："勉自什伯，鬲中呕血。"
③ 脉：诸本同，据文义疑为"骨"之误。
④ 咽喉者……以上下也：语出《灵枢·忧恚无言》。

"喉主天气，咽主地气①"之说，谓肺主气，天也，脾主食，地也。喉纳气，从金化，咽纳食，从土化。金性燥，土性湿。至于病也，金化变动为燥，燥则涩，涩则闭塞而不仁，故在喉谓之痹。土化变动为湿，湿则泥，泥则壅胀而不通，故在咽谓之肿。喉痹者，谓喉中呼吸不通，言语不出而天气闭塞也。咽痛、嗌②痛者，谓咽喉不能纳唾与食而地气闭塞也。喉痹、咽嗌痛者，谓咽喉俱病，天地之气并闭塞也。病喉痹者，必兼咽嗌痛。病咽嗌痛者，未必兼喉痹。又谓十二经皆上循咽喉，尽得以病之。统其所属，乃在君、相二火。故或坎水竭而相火上炎，或心肾不交，水火不能既济，或因亢胜之火，或因冲逆之火。要在临时审治之耳。

窍 阴

《灵枢》云："胆出于窍阴。窍者，足小指次指之端。③"此乃指经脉穴道而言。经又云：肾开窍于二阴④。后世遂另有窍阴之论，此则指玉茎门户而言也。人若无此窍，精从何而出？小便亦从何而利？则精尿之出入，要在窍阴门户之关阑。或因癃闭而痒，或因遗尿而痛，或因梦遗而窍滑，或因淋沥而窍涩。非用泻火利窍之药，即用暖

---

① 喉主天气，咽主地气：语见《素问·太阴阳明论》。

② 嗌（yì亦）：咽喉。

③ 胆出于窍……次指之端：语出《灵枢·本输》。

④ 肾开窍于二阴：语本《素问·金匮真言论》。

水开窍之剂，各以类治，又何患焉！

肛魄二门

人之肛门不言可喻，魄门未有言之者。阑门、幽门尚且不论，而况魄门乎？经云："魄门亦为五脏使，水谷不得久藏。①"扁鹊云"下极为魄门"，则知魄门相去肛门不远。旧说肛门有城守之责。肛门又与幽门、阑门接壤。扁鹊又云："太仓下口为幽门，大小肠会为阑门。②"至唇为飞门，齿为户门，胃为贲门，会厌为吸门，亦不在四门之列。要知此四门有出入关阑③之义，设无魄门，不为五脏使，水谷岂不壅塞肠胃耶？设无幽门、阑门互相关阻，岂不出而无禁耶？设无肛门，则三门从何而去耶？故泻痢不休，门无关阑，元气下陷，脱肛不收，或用温暖法，或用升补法治之，亦各有道也。

腔子论

尝考张景岳《类经》以三膲指腔子而言，则知腔子固在躯壳之内也。但腔子未必尽属三膲，而实包罗乎三膲。如脏者为里之里，所谓心、肝、脾、肺、肾是也；出者为里之表，所谓魂、魄、神、志、意是也。是腔子之内尚有

---

① 魄门亦为五脏，使水谷不得久藏：语见《素问·五脏别论》。
② 太仓下口……会为阑门：语见《难经·四十四难》。
③ 关阑：阻挡遮拦，比喻控制。"阑"同"拦"。

表里之别，而腔子之阴阳，顾可不分晰乎？夫五脏属阴，六腑属阳，理有固然。然而腑有表里阴阳，脏亦有表里阴阳。五脏所藏魂、魄、神、志、意及精血等类，运于里而通于表，阴中有阳也。六腑所藏水谷、尿秽、津液等类，泄于表而根于里，阳中有阴也。腔子内，其精者为神、为气、为性、为情，其粗者为脂、为膜，所以生者神，所以运者气。禀于天有刚柔纯杂为性，触于感有喜怒哀乐为情。善医者，审其神气，察其性情，不独因病别方，仍须因人别病。故有同一病而不同一治者，非偶然也。

至于脂膜，亦有分别。人止言腔子脏腑有阴阳，不言腔子内脂膜有表里。《内经》云："心主身之血脉，肝主身之筋膜。①" 《类经》云："三膲其体，有脂膜在腔子之内。②"景岳以三膲指腔子，余更以脂膜分表里。凡肥者为脂，为表。瘦者为膜，为里。脂膜不独腔子内分表里，躯壳内亦有表里之分。近肉肥厚者为脂，为表。裹骨包脉者为膜，为里也。苟不明脂膜之理，则脏自为脏，腑自为腑，肉自为肉，骨自为骨，骨肉脏腑不相连络，则躯壳腔子岂不散乎？脂膜表里即已辨晰，则因其深浅厚薄，而治法之形层次第可得而分矣。

故腔子者，无所不包者也。人之一身魂主往而魄主

---

① 心主身之血脉，肝主身之筋膜：语见《素问·痿论》。
② 三膲其体……腔子之内：语见《类经附翼》卷三《求正录》。

守。凡人魇①寐，心猿意马，魂之往也。如寝间持手掷足，魄之守也。经云："肝气盛则梦怒，肺气盛则梦哭。②"悲盛、怒盛皆归于肝肾。肝肾之原皆发源于腔内。腔内形状包罗万象，何得指一脏而言腔子耶？

心

经云："心者，君主之官，神明出焉。③"又云："心者，五脏六腑之大主。④"邵子⑤云：心为一太极⑥。而四肢百骸、脏腑阴阳，尽皆禀命于心。所谓"天君泰然，百体从令"，信不诬也。凡人之心，上有肺之华盖遮覆，下有包络橐龠⑦护围，如悬⑧镜，明如止水，乃虚灵不昧者也。其间藏性、藏情、藏神、藏液，又为枢机之象。如神不守舍，心枢摇也；神思迷惑，心机塞也；七情感触，心枢动也；颠倒无恒，心机乱也；液藏于中，心枢守也；汗达于外，心机发也。或曰，枢机之病，独心脏有之，何也？盖心家诸病，不能出开阖之理。如不寐，心之开也，

① 魇（yǎn 眼）：恶梦中惊喊。
② 肝气盛则……盛则梦哭：语见《灵枢·淫邪发梦》。
③ 心者，君主之官，神明出焉：语见《素问·灵兰秘典论》。
④ 心者，五脏六腑之大主：语见《灵枢·邪客》。
⑤ 邵子：即邵雍（1011—1077），北宋哲学家、易学家，著有《皇极经世书》《伊川击壤集》等。
⑥ 心为一太极：语本《皇极经世书》卷十四《观物外篇下》。
⑦ 橐龠（tuó yuè 陀月）：古代冶炼时用以鼓风吹火的装置。犹今之风箱。
⑧ 悬：辛亥本作"圆"。

善寐，心之阖也；喜笑，心之开也，不乐，心之阖也；不汗，心之阖也，妄汗，心之开也。病情不一，而无形不能出枢机之象，有形不能越开阖之理，不可以知心之为心乎。

肝

　　经云："肝者将军之官，谋虑出焉。[①]"注谓：勇而能断，故曰将军。潜发未萌，故谋虑出。由此思之，肝宜养不宜伐。语云"肝无补法"，谬矣。肝实当泻，肝虚宜补。岐伯曰：乌贼骨、鳆鱼汁治利肠中及伤肝也。东垣又云："肝虚者，陈皮、生姜之类补之。[②]"类而推之，不止乌贼、鳆鱼、陈皮、生姜而已，本草补肝药亦不少。人往往知伐肝而不知补肝。纵知补肝、伐肝而又不知补伐之法。假如未发之怒，法当平肝；已发之怒，法当补肝。今人只知恼怒伤肝而不知伤肝之所以然。凡人恼怒俱从心起，心为火，为子，肝为木，为母，火甚则木乃烬，母反受克，此肝所以伤也，故治肝当平其心，心平则火不炽，火不炽则肝气何由而泄，肝血何由而枯哉？

---

　　① 肝者将军之官，谋虑出焉：语见《素问·灵兰秘典论》。
　　② 肝虚者，陈皮、生姜之类补之：语见《珍珠囊补遗药性赋》卷一《总赋》。

脾

《刺法补遗》云"脾为谏议之官，知周①出焉"，胃受五味，经脾而化，故脾为中宫，出纳由之，不可不养也。东垣立补中汤，升清阳之气于至高。洁古置枳术丸，补中气而兼疏脾土。盖脾土补益与他脏不同。他脏以峻补为主，独脾脏以补而带疏为良。假土不疏则不便栽花种竹，土若疏通则能生长万物。枳术丸用荷叶包米蒸饭，六君汤用荷梗为引，诚至理也。然心火生胃土，相火生脾土。脾无此火，釜底无薪，不能腐熟胃中水谷，而呕吐、翻胃、泄泻、肿胀，从兹而起矣。由此言之，欲扶脾土可不兼补命门乎？

肺

经云："肺者相傅之官，治节出焉。②"又云："肺者，脏之长也，心之盖也。③"盖心为君主，肺为相傅，位高而近君，有相之道焉。又云："肺者，气之本，魄之处也。其华在毛，其充在皮，为阳中之太阴，通于秋气。④"盖肺属金，主气统血，故治节由之也。其病为胀满，为喘渴，

---

① 知周：比喻脾有主思虑，正视听，协助心君决定意志，明智周详的作用。"知"同"智"；周，周详。
② 肺者相傅之官，治节出焉：语见《素问·灵兰秘典论》。
③ 肺者……心之盖也：语见《素问·痿论》。
④ 肺者……通于秋气：语见《素问·六节藏象论》。

为唾血，为鼻流清涕，为口吐浓痰，为咳逆上气，为干嗽不已，皆肺之病也。然有本经之病，有他经之病。或肝木党①心，火盛被克，或脾肾虚弱，亏及母子。在审所因而治之耳。

肾

经云："肾者，作强之官，伎巧出焉。②"凡人机生于心，巧出于肾。有巧无机不能灵，有机无巧不能变。机巧灵变归之于心肾，故经云"心藏神，肾藏精与志也③"。经谓心肾相交，《易》谓水火既济，两脏连合如鼓应桴。欲心一炽，肾经流溢，故神不藏则怔忡、惊悸从此而起矣，精不敛则健忘、遗精亦从兹而见矣。试以童子、老人较之，真有天壤之别。老人精竭，随语随忘；童子精敛，过目成诵。诸般灵变莫过于心，百工伎巧出于肾也。盖肾属水，水归冬令，主于收藏，而周流贯注无微不入，故能事如此。

胆

经云："胆者，中正之官，决断出焉。④"又云"十一

---

① 党：偏私。
② 肾者……伎巧出焉：语见《素问·灵兰秘典论》。伎，通"技"。
③ 心藏神，肾藏精与志也：语出《灵枢·九针论》。
④ 胆者……决断出焉：语见《素问灵兰秘典论》。

脏皆取决于胆①",则胆为脏腑之首领也。注云：胆藏肝之短叶间。又云：胆主决断也。孙思邈云：心欲小而胆欲大。凡人临事不挠②是为胆大，遇事多慑是为胆小。更有一种胆怯而多病，惊悸而不寐，古谓之胆寒症。岐伯置半夏秫法，仲景设温胆汤方，又李时珍有治胆虚不眠，以酸枣仁炒熟温之，历有成验。至如胆经之热则异于是。古谓鼻渊胆热，口苦亦胆热也。经云"胆移热于脑，则辛頞鼻渊③"，岂可与胆寒同论耶？古人治惊悸不寐，以温胆汤法治之，疗鼻渊、口苦以龙胆汤法清之。按症设法，一一不爽。方虽各别，症多相似，分别其寒热虚实而治之可也。

胃

经云："胃者，仓廪之官，五味出焉④。"又云：胃为水谷之海，为五脏六腑之海。夫人一身以胃为主，四时皆以胃气为本。经又云：饮食入胃，游溢精气，上输于肺，通调水道，下输膀胱。⑤则知精者为气、为血，粗者为秽、为尿。所谓分精华别糟粕，升清降浊，纤毫不舛。使饮食少有窒碍，胃病生焉，如呕吐、反胃、膜胀、痰涎等皆是。

---

① 十一脏皆取决于胆：语出《素问·六节藏象论》。
② 挠：屈服。
③ 胆移热于脑，则辛頞鼻渊：语见《素问·气厥论》。辛頞（è 饿），症状名，指鼻梁内有辛辣之感。
④ 胃者……五味出焉：语出《素问·灵兰秘典论》。
⑤ 饮食入胃……下输膀胱：语本《素问·经脉别论》。"上输于肺"作"上输于脾，脾气散精，上归于肺"。

胃病或因饮食而壅塞仓廪，或因胃弱而窒中州，或因生冷而损胃气，或因酒醴而伤胃口，或因误服寒凉之药，或因好服金石之剂，种种妨胃俱宜慎戒，故张仲景治太阳中风，禁生冷、粘滑、肉面、五辛、酒酪、臭恶等物，良有以也。

大 肠

经云："大肠者，传导之官，变化出焉。①"又云"肺合大肠"，是大肠与肺相为表里也。夫人一脏一腑，阴阳配偶，上下相应。如肺病大肠亦病，肺气虚大肠气亦虚。往往脱肛用补中汤，补元气于下陷，升清气于至高，所谓大气举之也。盖分糟粕，下白沫，便脓血，肠澼为痔等类，各有殊别。或曰糟粕出而有时，何也？古云"回肠九曲，运转变化"，故下有时。至于白沫、脓血、澼痔等恙，非肺气虚衰即传道②失职，气血受伤致得冷热癖积。更有一种不时下血，或称便血，或称肠风下血，亦分远近之不同。有粪前来者，为近血，是肾肝有火也。粪后来者，为远血，是心肺有火也。大抵便血属火，白沫属寒，而脓血则属冷热不均，总皆大肠气虚所致也。

---

① 大肠者……变化出焉：语出《素问·灵兰秘典论》。"导"作"道"。
② 道：引导，疏导。《史记·留侯世家》："乃学辟谷，道引轻身。"

小 肠

经云："小肠者，受盛之官，化物出焉。①"又云"心为牝脏，小肠为之使②"，是心与小肠相为表里也，故人心火炽盛当利小水。不泻丁火而泻丙火，何也？丁火，心火也。丙火，小肠火也。王太仆云：火不可以水折，药不可以寒攻。虽黄连泻心火，心为君主不可轻犯。木通泻小肠火，小肠为之使，故可以时用。古人疗病有隔二隔三之法。不泻心火而泻小肠火，隔二之法也。不泻小肠火而泻相火，隔三之法也。古云心火一动则相火从之，相火一动则诸火歘然③而起矣。是相火鼓舞可不用隔三之法乎？然而隔三治法他脏尤多，兹姑就心与小肠言之耳。

膀 胱

经云："膀胱者，州都之官，津液藏焉，气化则能出矣。④"又云"密理厚皮者三膲膀胱厚，粗腠理者三膲膀胱薄⑤"，以及"缓急⑥""直结⑦"等说，则知三膲与膀胱

---

① 小肠者……化物出焉：语见《素问·灵兰秘典论》。
② 心为牝脏，小肠为之使：语见《素问·脉要精微论》。牝脏，阳性之脏。
③ 歘（xī 西）然：聚集貌。
④ 膀胱者……则能出矣：语见《素问·灵兰秘典论》。
⑤ 密理厚皮……膲膀胱薄：语见《灵枢·本脏》。
⑥ 缓急：指"疏腠理者三焦膀胱缓，皮急而无毫毛者三焦膀胱急"。
⑦ 直结：指"毫毛美而粗者三焦膀胱直，稀毫毛者三焦膀胱结"。

不分颉颃①也。设膀胱无三膲氤氲之气熏蒸，则水从何而渗，小便亦从何而利。古云"膀胱有下口而无上口"，今人喜新而厌旧，乃云上亦有口，是上下有口矣。上下有口，则水道小便又宁有已时耶？况岐伯有言，膀胱不利为癃，不约为遗尿，则知人言之不足信也明甚。

三　膲

经云："三膲者，决渎之官，水道出焉。②"人之水道全赖三膲熏蒸渗泻，犹如氤氲之气。柯③云："利水定三膲之高下，皆所以化太阳之气也。④"如《营卫生会》篇之三焦，上如雾，中如沤，下如渎，是有名而无形矣。如《本脏》论之三膲分厚薄、缓急、直结，是有名而有形矣。岐伯云：手少阳之脉起于关冲穴，终于耳门穴。张景岳《求正录》以三膲指腔子而言。马仲化⑤以陈氏《三因方》、徐遁⑥二案谓三膲有脂膜如掌大，正与膀胱相对，有二白脉自其中出夹脊贯脑等说，则知三膲形状名目昭昭⑦

① 不分颉颃（xiéháng 斜航）：不相上下。颉颃，鸟上下飞。
② 三膲者……水道出焉：语见《素问·灵兰秘典论》。
③ 柯：指柯琴，清代医家，著有《伤寒论注》四卷、《伤寒论翼》二卷、《伤寒附翼》二卷，合称《伤寒来苏集》。
④ 利水定三……阳之气也：语见《伤寒论翼卷下·太阳病解第一》。
⑤ 马仲化：即马莳，明代医学家。著有《黄帝内经素问注证发微》九卷、《黄帝内经灵枢注证发微》九卷、《难经正义》九卷、《脉诀正义》三卷。
⑥ 徐遁：北宋医家，发展和论证了中医"三焦"学说。
⑦ 昭昭：明白。

矣。但其形状议论不一：有云腔子，有云脂膜，有云胡桃。或然或否，总不得其真。试以豚羲①思之，人兽迥别，而脏腑大半相类。请观豚羲腔内胰，不知其应人何物耶？吾故以三膲形状特表而出之。凡论三膲必须分别：无形三焦不用肉旁，所谓如雾、如沤、如渎是也；有形三膲用肉旁。《灵枢·本脏》篇有言：肾合三膲，三膲膀胱者，腠理毫毛其应。所谓右②肾下脂膜如掌大，与膀胱对者是也。与膀胱对之三膲，有脏有形。上中下之三焦，有名无状。自余论之，既有二白脉自其中出夹脊贯脑，则此有名无状之三焦，固即有脏有形之三膲，其气氤氲传布而分之者也，是不可以不辨。

　　经云："膻中者，臣使之官，喜乐出焉。③"又云："膻中者，心主之宫城也。④"李士材云膻中即包络之别称，一名手心主。《类经》云："包络者，少阴君主之护卫也。⑤"又云："心包络为君主之外卫，犹夫帝阙之重城。⑥"所以心之有包络，如莲花之有橐籥。橐籥空虚则莲子动摇，包

① 豚羲：猪。豚，猪；羲，猪。
② 右：辛亥本作"有"。
③ 膻中者……喜乐出焉：语见《素问·灵兰秘典论》。
④ 膻中……之宫城也：语见《灵枢·胀论》。
⑤ 包络……之护卫也：语见《类经图翼·求正录·三焦包络命名辨》。
⑥ 心包络为……阙之重城：语见《类经图翼·求正录·三焦包络命名辨》。帝阙，皇城；重城，城墙。

卷之一

三三

络充足则神明安逸。如善寐、神清，心血有余；怔忡、惊悸，心血不足。血不足则心如干涸，嘈似火炽矣。要之，包络血少不能荣养其心，以致有心家嘈杂等症，故治心病必先以养包络为主。包络之血得其养则心神安足。心神安足何致有惊悸、怔忡之患耶？

命 门

经云："太阳根于至阴，结于命门，命门者目也。①"此指膀胱经脉穴道而言，亦不是指肾中之命门，其曰七节之旁有小心，则指肾中命门言也。至秦越人有"左者为肾，右者为命门，男以藏精，女以系胞②"之议。张仲景制八味丸治消渴症，遂有命门补火之法。王叔和有"左尺为肾脉，右尺为命门脉"之解。王太仆又阐出"壮水之主，益火之源"之论。赵氏《医贯》有"譬若元宵走马灯"之喻。《黄庭经》③曰前有幽阙，后有命门④。道书取象又有"两肾中间一点明"之说。故《类经》编次直指督脉十四椎中是命门俞穴，谓命门即在两肾各一寸五分之间，最为笃论⑤。大都命门与太极相似，太极生两仪，两

---

① 太阳根于……门者目也：语见《灵枢·根结》。
② 左者为肾……女以系胞：语出《难经·三十六难》。
③ 黄庭经：魏晋时期道家养生修炼之书。
④ 前有幽阙，后有命门：《黄庭经·上部经第一》作"后有幽阙前命门"。幽阙，即肾。
⑤ 笃论：确论。

仪生四象，四象生八卦，八卦生六十四卦。自命门生两肾，两肾生五脏六腑，五脏六腑生四肢百骸之类。故凡人之交媾未有精聚，先有火会，是火为先天之本始，水为天一之真元。肾中之火名相火，即坎中龙雷之火也。古云一阳陷于二阴之中，乃成乎离而位乎坎，即两肾中有命门之义也。若谓有形，命门不知何象，俞穴注于何经。若谓无形，何致有相火生脾土，命脉寄右尺诠解之种种耶？是命门为一太极也明矣。

丹田 附气海

《黄庭经》曰：嘘吸庐外，出入丹田①。《参同契》曰："青赤白黑，各居一方，皆禀中央，戊己之功。②"《悟真篇》曰："虎跃龙腾风浪粗，中央正位产玄珠。③"注云：真土，吞入腹中，即名真铅，又名阳丹。虎即金丹，龙者，我之真气。真气自气海而出，其涌如浪，其动如风，中央正位者，即丹田中金胎神室也，乃结丹凝气之所。金丹自外来，吞入腹中，则己之真气自下元气海中涌起，噏然④凑之。又云：中央正位乃黄庭也。黄庭即中丹

---

① 嘘吸庐外，出入丹田：《黄庭经·上部经第一》作"呼吸庐间入丹田"。

② 青赤白黑……戊己之功：语出《参同契上卷》。"中央"作"中宫"。《参同契》又名《周易参同契》，为东汉魏伯阳著。

③ 虎跃龙腾……位产玄珠：语见《悟真篇卷上》。玄，辛亥本空缺。《悟真篇》，北宋张伯端著，为道教丹道论著。

④ 噏（xī 西）然：一致貌。

田。由此观之，气海居下，丹田居上，盖兼脾肾而言之。丹者无形之药，药者有形之丹。服药补脾，真气自应，一以贯之，亦略相仿也。惜《内经》无丹田名目。方书指脐下一寸三分为丹田，似于气海为近，未合中央黄庭之义。

子 宫

经云：冲为血海，任主胞胎①。胞胎者即女子之子宫是也。经又云："月事不来者，胞脉闭也。胞脉者属心而络于胞中，今气上迫肺，心气不得下通，故月事不来。②"月事不来，子宫之病生矣。《本草》有阳起石，暖子宫之药。《准绳》有暖宫丸方，子宫得暖则不致经闭。若少有虚寒，育亦难也。凡疗子宫宜用温暖，又务求任脉原委，慎不可过用热药，以致经血盛行耳。

魂 魄

经云："肝藏魂而肺藏魄。③"千载配偶，要知魂不能离魄，魄亦不能离魂，魂魄连合不相离。叔和故有"魂将魄共连"之句。盖肝木虽属东方，然受气于申，培胎于酉。肺金虽属西方，然受气于寅，培胎于卯。犹之龙居于东，虎居于西，虽各守方隅，而实有感通之理。故《参同

---

① 冲为血海，任主胞胎：语本《灵枢·海论》。
② 月事不来者……月事不来：语见《素问·评热病论》。
③ 肝藏魂而肺藏魄：语出《素问·宣明五气》。

契》云："举东以合西，魂魄自相拘。"释云：举东以合西者，驱龙而就虎也；魂魄自相拘者，移情以合性也。如此等说，魂魄连合，信而有征矣。

神

经云："心藏神。①"又云："出入废则神机化灭。②"盖神机动静亦不独心脏为然，而各脏俱有之，惟心能藏也。如肝主藏魂，而恼怒极盛则神气乱；肺主藏魄，而忧思过度则神气散；脾主藏意，而四肢懈堕则神气倦；肾主藏精，而梦泄不已则神气竭。则知四脏俱各有神，而惟心咸能藏之，其间但有守舍不守舍，散乱与不散乱尔。如不寐，神不守舍也。善寝，神气散乱也。今人惟知有安神之法而不知敛神之法。譬如惊悸、怔忡等症，不但补心养血，务敛五脏之神，并泻神中之火。火泻则神安，神敛则气聚。敛五脏之神，如五味子之类。泻神中之火，如麦门冬之类。他如安神丸、养神丹、宁志定志诸丸咸有麦冬，五味惟归脾、补心、半夏、柏子等汤加而用之。必须体贴古方敛神泻火之法，不专执门冬、五味酸收寒泻之剂，而后可以言治神。

---

① 心藏神：语见《素问·宣明五气》。
② 出入废则神机化灭：语见《素问·六微旨大论》。

志

经云："肾藏精，精舍志。""肾盛怒不止则伤志，志伤则喜忘其前言。"又云："意之所存谓之志，因志存变谓之思，因思远慕谓之虑，因虑处物谓之智。[①]"肾者，聪明智虑之所由生，故又谓作强之官，伎巧出焉。盖天地间之物，惟水最为灵活，智者乐水，性取相宜。肾属水，故以伎巧归之也。昔人用益智仁缩小便，非取其暖水乎？用远志治健忘，非取其益肾乎？明乎肾之体用，斯可与语药矣。

意

《素问》云："脾藏意。[②]"《灵枢》云："脾藏营，营舍意。[③]"又云："心有所忆，脾忧愁而不解则伤意，意伤则悗乱，四肢不举。[④]"四肢不举则脾受伤矣。凡治脾病不可泛论，膜满肿泄、呕秽等症，概言脾病。盖四肢懈堕脾倦也，四肢不举脾病意亦病也。意病则因思，脾病则因意。疗意之法，务要益脾。扶脾之外，又要养心。心脾得

① 肾藏精……物谓之智：语见《灵枢·本神》。
② 脾藏意：语见《素问·宣明五气》。
③ 脾藏营，营舍意：语见《灵枢·本神》。
④ 脾忧愁而……四肢不举：语见《灵枢·本神》。悗（mán 蛮）乱，烦闷，郁闷。

养，子母相生，亦无悗乱之患也。又案①，薛立斋曰"昔人有言，我但卧病，不时胸前手写死字，则百般思虑俱息②"等论，则脾病因意，意病因思也明矣。

精

经云："人始生，先生精，精成而脑髓生。③"又云："肾者主水，受五脏六腑之精而藏之。④"即此论之，人生根本必以精为贵。但人只知肾能藏精泻精，而不知脑亦能藏精泻精。人只知肾脏有精而不知五脏六腑亦各有精，惟肾脏能藏，故云藏精于肾，五脏六腑之精则皆注于肾者尔。凡男女媾精⑤，自脑至夹脊、双关、玉堂等穴，一直注下，莫非五脏六腑之精。善养身者，谨身节欲，爱惜元阳，非独养肾，亦所以保护脏腑也。若饮食起居珍重调摄，则培养脏腑真精自充，正不为无助尔。

血

《灵枢》云："营出中焦，卫出下焦。⑥"注云：血为营，气为卫。又云："营气者，泌其津液，注之于脉，化

---

① 案：通"按"，查考。《论衡·问孔》："案圣贤之言，上下多相违。"
② 昔人有言……思虑俱息：语见《明医杂著》卷一《医论》。前文"薛立斋"当为"王纶"。
③ 人始生……而脑髓生：语见《灵枢·经脉》。
④ 肾者主水……而藏之：语见《素问·上古天真论》。
⑤ 媾（gòu 够）精：男女交合。
⑥ 营出中焦，卫出下焦：语出《灵枢·营卫生会》。

而为血，以荣四末，内注五脏六腑，以应刻数焉①。"《素问》云：中焦受气，变化而赤，是为血。② 故有目得血而能视，掌得血而能握，足得血而能步，指得血而能摄，冲为血海，人卧血归于肝③等论。凡人一身脏腑、经络、俞穴、隧道，何处无血。惟心主血，脾统血，肝藏血，此三经比他经尤胜也。盖血五十周于身，如银箭之传更④，铜壶之滴漏，自丑胆以至寅肺，十二经脉，无不按时而注。少有盈虚消息，则百病皆从此而出。故或因内亏而失血，或因火逼血而妄行，或因岁气乖和之吐血，或因风寒失汗而衄衄，或因积久而成紫血，或因阳明司天而吐白血⑤。治之当审虚实，慎勿用寒凉止血之剂。王肯堂云：行血而不宜止血，降气而不宜降火。⑥ 古人又有"血脱益气"之说，《内经》有"阳生阴长"之论。至呕血、咳血、鼻血、齿血、便溺等血，惟各审经络治之，不得概以热论也。

津

经云：水谷皆入于口，其味有五，各注其海。故三焦

① 营气者……应刻数焉：语见《灵枢·邪客》。泌，原作"沁"。
② 中焦受气，变化而赤，是为血：语本《灵枢·决气》。
③ 目得血而……血归于肝：语本《素问·五脏生成》。
④ 银箭之传更：古代一种计时方法。银箭，指银饰的标记时刻以计时的漏箭。
⑤ 而吐白血：《素问·至真要大论》作"面白吐血"，义胜。
⑥ 行血……不宜降火：语本缪希雍《先醒斋医学广笔记》卷之二《吐血》。前文"王肯堂"当作"缪希雍"。

出气，以温肌肉，充皮肤，为其津。① 盖脏腑全赖胃家水谷之精华。生津止渴必以养胃为本，又须益火之源，使火能生土，胃气得养，则津自生矣。故仲景治阳明病存津液为主。津液得存，庶胃气不致告竭也。至如消症久渴，法又当壮水之主。倘误投寒凉泻火之剂，则胃气愈败，渐有不可救者矣。

涎唾附沫

经云："肾为唾。②"又云："脾为涎。"又云："饮食入胃而还出，后沃沫。③"盖水泛则津涌为唾，脾湿则涎溢于唇，而沫则吐之余也。经又云："饮食者皆入于胃。胃中有热则虫动，虫动则胃缓，胃缓则廉泉开，故涎下。④"涎下则有五味之别，凡涎唾甘咸归之于脾肾，涎唾酸苦归之于肝胆，不得概以甘属脾而咸属肾，但分其涎唾之冷热，又要辨其胃口之强弱。不致饮食酿成涎唾，亦不致土虚难以隄障使水泛而为涎唾也。治之之法，审其涎唾之色味⑤，察其涎唾之新久。固以脾胃为主，而肾经根本之地尤所当知。

卷之一

四一

---

① 水谷皆入……为其津：语本《灵枢·五癃津液别》。
② 肾为唾：语见《素问·宣明五气》。下文"脾为涎"同。
③ 饮食入胃……沃沫：语出《灵枢·邪气脏腑病形》。后沃沫，陆懋修曰："谓大便下肥汁也。"
④ 饮食者……故涎下：语见《灵枢·口问》。
⑤ 色味：辛亥本作"根苗"。

液^{附汗}

经云："五脏化液，心为汗。①"盖涕泪涎唾皆液也，而惟汗乃心之液。液虽藏于心，其实周流一身，而汗则液之达于表者也。凡人藏汗、敛汗，皆赖元阳之气。故《内经》言及阳之汗，以"天之雨"名之，则知汗乃郁蒸之阳气无疑也。风寒在内，必以汗解。人冒时令不正之气用麻、桂等药，所以开其鬼门，汗而标之也。他如虚劳竭症，阳虚自汗，如斯之类，宜忧亡阳。法用参、芪等味，外固其表，内实其里。虽无敛药，汗将渐止。若夫外邪轻而内虚甚者，虽未有汗，亦不宜表，恐表愈虚而邪易入也。汗岂可一概言哉？

涕

经云："肺为涕。②"又云：胆移热于脑，则辛颋鼻渊，传为浊涕。③ 今人惟言涕属于肺，而不究涕亦属于脑。人只知鼻流清涕属于寒，而不究鼻渊原属于热。故疗鼻渊之热当以清凉之剂，疗鼻渊之寒当以辛热之品。二者之寒热，正不可不明也。如伤风④鼻塞不通，涕嚏不已，此

---

① 五脏化液，心为汗：语见《素问·宣明五气》。
② 肺为涕：语见《素问·宣明五气》。
③ 胆移热于……传为浊涕：语本《素问·厥论》。
④ 风：辛亥本作"寒"。

肺受风寒，不可作移热之治。又如经年累月①，浊涕不止，或清涕不已，非胆经移热，即肺经受热也。然而肺经不尽受风寒，亦有火灼肺金以致鼻渊之患者，岂可一概耶？

泪

经云："肝为泪。②"注云：泪生于悲哀，然喜乐亦有之。盖七情所感，俱有泪出，但不若悲之尤甚也。至淫风荡泪，必以肝为主。肝属木，木被风摧折，泪自木生，故治泪法在养肝。肝得其养，何有风泪之患耶。《本草》③有梧桐泪之征，有葳蕤主风淫四末两目泪澜之验。王维又有"百合果堪止泪无④"之诗。则泪属风木，历有成说矣。疗之者惟在达木疏风。若七情之泪，各审所因，又不拘一例也。

尿

经云："膀胱不利为癃，不约为遗尿。⑤"则知人之小便渗于膀胱也。膀胱何以得利？因与三膲紧对，赖其气为

---

① 年累月：辛亥本作"又云或"。
② 肝为泪：语见《素问·宣明五气》。
③ 本草：指《本草纲目》。
④ 百合果堪止泪无：王维诗曰："冥搜到百合，真使当重肉。果堪止泪无，欲纵望江目。"
⑤ 膀胱不利……为遗尿：语见《素问·宣明五气》。

之熏蒸也。三膲火足则膀胱气暖而渗泄有期，自无遗尿之患；三膲火衰膀胱气冷则闭而不行，难免癃闭之患。更有一种斲丧过度膀胱气虚，或淋沥艰涩，或尿无已时，不可徒泻其火，攻伐无过也。凡癃闭、遗尿之症多属膀胱虚寒，非桂、附之品不能温暖水脏。所谓太阳一照，阴翳全消，诚良法也。或以桂、附加入补中内亦获取效。盖膀胱为州都之职，气化则出，故知补中桂、附为第一方法。癃闭勿轻用利水泻火之药，遗尿勿轻用寒凉渗泄克伐之剂，又要在脉之有力无力、寒热虚实中分别耳。

秘

经云"得后余气则快然如衰①"，甚言其大便之难也。凡人大便不通，当以有余、不足分之，有虚秘，有实秘，有气秘，有血结，不尽归于大肠血燥有火，亦不可以老幼一概论。王宇泰②云："少壮之人多患秘，以其气有余而不及转运也。衰老之人多患结，以其血不足而大肠干燥也。"即此而论，患各不同，治亦迥别。又何得以润燥养血拘也。结亦有少年虚损，肾水枯竭，不能浸润大肠，亦有老人气虚血枯，不能传送大肠，决不可轻用硝、黄、枳、朴之药。惟有六味、四物、补中等汤滋阴养血补中，缓以待

---

① 得后余气则快然如衰：语出《素问·脉解》。"余"作"与"。

② 王宇泰：疑为"孙文胤"之误。其云"少壮之人……肠干燥也"语见《丹台玉案·秘结门》，此书作者为明代孙文胤。

之，勿求速效。养血则大肠自润，滋水则大肠不枯，补中则传化有权，此则老少通宜，合肾主二阴之义，诚王道之妙剂也。

月　水

经云："月事以时下，故能有子。①"此言女子之月水有期也。经又云："月事不来者，胞脉闭也。②"此又言女子经水不调也，故有过速虚实之论。古人云：先期而至者血热也，过期而至者血虚也。况久失月信，则虚之甚矣。大都调经之法，毋论其先后，总之以活血为主。血活则经调，经调则不致有过速之患，此为调经中正法。然调经尤须养血，血得其养则自调。养血尤须养气，气得其养则能运。切不可先期用峻补，过期用克伐。盖先期务凉其血，过期须暖其血。故《准绳》先期饮内用知柏，过期饮内用桂心。以两汤推之，过速之理明而调经之法得矣。

乳　汁

古云：乳乃阴血所化也，故曰乳之色白。又或言其有无，何也？盖在女子，血盛乳汁亦盛，血衰乳汁亦衰，此其常也。但不思乳之色白之有定论乎？有云人乳即阴血。有云乳汁即白血。有云经南方而为赤，过西方而为白。此

---

① 月事以时下，故能有子：语出《素问·上古天真论》。
② 月事不来者，胞脉闭也：语见《素问·评热病论》。

言亦非确论。予尝思之，女子自二七而天癸至，乳则有信矣，始于二七终于七七。乳之往来不止遇兑金一次，若论其生克，乳汁亦不止一金火巳也。大约女子乳汁与地之龙脉相类，乳房又多似井泉，如江河湖海之水，色有不同，味亦有不同。若不归于井泉，则可以清，可以污，可以甘，可以咸，而不一矣。女子之乳汁与井泉亦然。脏腑经络各有隧道，而其实水谷精华化而为乳，则皆从乳房之所出也。故丈夫无乳汁，日受水谷变而为精。精可变，乳亦可变。精可白，乳独不可白乎？今人何得只在生克上分别，独不于天然之理不藉人力而思之哉？

合躯壳、腔子两篇观之，形色、气质①、本末、精粗，洞若观火，细如剥蕉②，苟能个中体认，何致临症张皇？正不必饮上池水然后见垣一方人也。

---

① 躯壳腔子两篇观之形色气质：此十二字辛亥本无。
② 蕉：蕉麻。

卷之二

病机论

治病不易，认症更难，难者难于识病之机也①。凡人受病，不因外感所染即因内伤所发，发者不从脏腑所出即从皮毛而生。故外有风、寒、暑、湿、燥、火之分，内有喜、怒、忧、思、悲、恐、惊之别。后世固有病机等赋，皆论病之标而不能论病之本。至《内经》病机十九条，论病之标本内外，至详而至备矣。夫乌得不遵经旨，徒自论病，又不参病机条约，徒诵病机赋也。且病机诸赋，皆为歌诵编辑，而沈约②音韵未免顺词附会，殊觉有失原本。欲识真病机者，当以《至真要大论》参看。

如诸风掉眩，皆属于肝，诸暴强直，皆属于风，皆足厥阴之病机也。如诸痛痒疮，皆属于心，诸噤固栗③，如丧神守，皆属于火，皆手少阴之病机也。如诸湿肿满，皆属于脾，诸腹胀大，皆属于热，皆足太阴之病机也。如诸

---

① 治病不易……病之机也：辛亥本作"尝读《内经》云'审察疾机，无使气宜'，诚良言也。"

② 沈约：南朝梁文学家，在诗的声律上创"四声""八病"之说，对古体诗向律诗的转变起了重要作用。

③ 固栗：《素问·至真要大论》作"鼓栗"。意为寒战发抖，上下牙齿叩击。

气膹郁①，皆属于肺，诸病有声，鼓之如鼓，皆属于热，皆手太阴之病机也。如诸寒收引，皆属于肾，诸病水液，澄澈清冷，皆属于寒，皆足少阴之病机也。如诸转反戾②，水液浑浊，皆属于热，皆手太阳之病机也。如诸呕吐酸，暴注下迫，皆属于热，皆足少阴病机也。如诸躁狂越，皆属于火，皆足阳明病机也。如诸病胕肿③，痛酸惊骇，皆属于火，皆手阳明病机也。如诸痉项强，皆属于湿，皆足太阴病机也。如诸热瞀瘛④，皆属于火，皆手少阴病机也。诸痿喘呕，皆属于上，诸厥固泄，皆属于下，皆上下焦之病机也。

观五脏之病机如此，六腑之病机亦如彼，而疾病之变化，皆不能出病机之条约。其间火热俱多，务要分别。故刘河间作《宣明论》皆由此意，后人相传河间专于主火，而不知河间分晰病机火热精奥，徒冤人作俑⑤，惜哉。

证治论上

疗病不易，认病最难。难者尤在平素病名不清，以至症候恍惚难凭。苟不明经络诸症，何以认病。病纵强认，

① 膹郁：即"愤郁"，烦满郁闷。
② 转反戾：指筋脉挛急的三种不同现象。转，转筋；反，角弓反张；戾，曲。
③ 胕肿：《素问·至真要大论》作"胕肿"，意为浮肿。
④ 瞀瘛（màochì 茂翅）：视物昏花，手足筋脉拘急抽搐。
⑤ 作俑：首开先例。

终不能晰其原本，是故疗病多有疑误者。柯氏所以有正面反面之说，余亦有上下论之异也。

如心病则喜笑不休，神不守舍也；包络病则橐龠空虚，心惕惕不宁也；肝病则怒骂不止，魂不归宫也；肺病则忧悲不已，魄不安室也；脾病则思虑过度，意不乐也；肾病则惊恐不布，智不藏而健忘也；胆病则虚烦不眠，惊惕惕也；胃病闻木音则惕然而惊，钟鼓不为动也；三膲病则决渎不行，氤氲不布也；膀胱病则气化不宣，水道不利也；大小肠病则津液干枯，二阴不便也。此脏腑之病于无形者也。

若其有形可征者：心病则发落舌糜，疮疡失红；肺病则皮枯毛槁①，肺风痰饮；肝病则诸筋抽掣，软短为拘，弛长为痿，眉落爪脱，吞吐酸水；脾病则呕吐泻肿，四肢不用；肾病则腰空膝软，遗精、滑精、偏疝等类；胆病则寒热、耳聋、口苦、咽干、目眩；胃病则胀吐不食，涎沫不收；大肠病或肠澼②为痔，或便脓血，或下白沫，或肛门脱落；小肠病则遗尿、淋闭、尿血、尿浊；三膲病则毫毛亦落，小便亦不利也；膀胱病则气化不行，癃闭为患也。

证于有形其治较易，证于无形其治较难。神而明之，存乎其人耳。

---

① 槁：原作"稿"，据文义改。下同。
② 澼：原作"癖"，据文义改。

证治论下

人之疾病多端而毋逾乎外感、内伤。所谓外感者，风、寒、暑、湿、燥、火六淫是也。所谓内伤者，喜、怒、忧、思、悲、恐、惊七情是也。而七情六淫①之外，跌仆损伤不内外之论止矣。《内经》虽有病机十九条，亦不出七情六淫十三字，但七情六淫各有底板②、正面治法不等。盖七情为病，喜有喜笑不休，怒有怒骂不止，忧有忧愁不已，思有思虑过度，悲有悲啼之感，恐有异常之恐，惊有怪诞之惊。六淫为病，风有中风、伤风，寒有中寒、伤寒，湿有中湿、伤湿，暑有中暑、伤暑，燥有内燥、外燥，火有实火、虚火。种种病情略举其说：如心病，喜笑不休正面也，恐胜喜底板也；肝病，怒骂不止正面也，悲胜怒底板也；忧愁不已正面也，喜胜忧底板也；思病，思虑过度正面也，怒胜思底板也；悲病，悲啼之感正面也，喜胜悲底板也；恐病，异常之恐正面也，思胜恐底板也；惊病，怪诞之惊正面也，悲胜惊底板也。

六淫有正治、从治法。风病，疏风正治也，活血从治也；寒病，发表正治也，利水从治也；暑病，清暑正治也，调补阳气从治也；湿病，渗泄正治也，发汗从治也；

---

① 六淫：此篇自此之下六处"六淫"原作"六欲"，据本节开首"风、寒、暑、湿、燥、火六淫是也"改。
② 底板：即反面。

燥病，疏散正治也，润燥从治也；火病，泻火降火正治也，导火益火从治也。其高者，因而越之；其下者，引而竭之；中满者，泻之于内；其有邪者，渍形以为汗；其剽悍者，按而收之；其实者，散而泻之①，与正②治法同。其火郁发之，土郁夺之，木郁达之，水郁折之，金郁泄之，与从治法同。

今人止言有是症而服是药，吾不知《内经》云"逆者正治，从者反治③"，其说果何居耶。业医者须要提清七情六淫症候，融会心胸，使有成见，将临疑难之症，自不致于无所措手足耳。

制方定法论

神农尝药草，辨味而知性。岐伯作汤液醪醴，随时而制宜。汉张仲景立方定法，又开今古之医门，始于八味地黄丸用治消渴，遂有一百十三方，三百九十七法，变化无穷，但方法精奥务要体认。若知方而不知法，用亦无济。故仲景用方，惟在用法，乃法在方之先，方又在法之后，而方法相合，如鼓之应杵也。又按仲景用药，尽得岐伯心法，不在词语而在用意。意到法到，法到则方无所不到，故往往有时拘汤而用者，有时散药而行者，有时随意数味

---

① 泻之：辛亥本作"发之也"。
② 与正：辛亥本作"盖"。
③ 逆者正治，从者反治：语见《素问·至真要大论》。

而成方者，有时一定几味而成剂者，有时不在药而在分两者，有时不重汤而重引者，有时不重汤引而重煎煮者，有时一服不应以致数服者，有时本剂误服而以他剂救之者，有时凉药而热饮者，有时热药而冷探者，有时因药而取名者，有时因名而取义者，而心方心法，搜求莫尽。

请再论岐伯用药创方，以证仲景制方定法之有本，可乎？夫岐伯用药，或一二味而为方，或三两味而成剂，或用奇法而开鬼门，或用偶①法而洁净腑，或病在高因而吐越，或病在下因而引竭②，或病在中满而以内泄，或病坚实随势散泻，或剽③悍案而收抑，或病有邪渍形外解，则知上古之方不拘药饵，马牛溲渤④皆可疗病者。惟其不执一法，故能不执一方。

无论内伤、外感，何一处无法也。仲景之方，何尝不治内伤疗损症乎？或者谓其仅治外感，亦惑矣。医道寝衰，不堪深论。不惟余言不信，即岐伯、仲景之堂奥⑤，又何尝有人信也。至东垣、丹溪、河间、思邈、子和、立斋、宇泰、韵伯、嘉言诸方法，亦有取信者，亦有不取信者，反言"尽信书则不如无书"，冤哉医也！自此一言，

---

① 偶：辛亥本作"泻"。
② 引竭：辛亥本作"升表"。
③ 剽：原作"标"，据文义改。
④ 马牛溲渤：即牛溲马勃。牛溲即牛尿，马勃是一种菌类，均可药用。比喻虽然微贱但是有用。
⑤ 堂奥：堂的深处。喻指深奥的事理。

以致埋没诸古人心法，而古法古方置之不问。余今阐古觉愚①，故作制方定法之论，庶几不河汉②余言哉。

法中法论

医学之要，始而论病，继则论方，再次论法，而法有条理，病有原委，方有成局。盖仲景方则一百十三，法则三百九十七，可见方不及法，法胜于方也。但古人之方，俨然可见。古人之法散漫无涯，若不细心体会，终难察微知渺。请述数则以与海内参之。

今如仲景所论，凡服桂枝汤，歠③稀粥取汗是一法也。又云：如不汗，重服依前法；又不汗，后服小促④役⑤；又不汗，令三服尽；再不汗，一昼一夜服。是法中有法也。且以青龙、葛根两汤，取汗先煮麻黄，解肌先煮葛根，以至误服大青龙则以真武救之之类，皆是仲景心法，世人尽多忽略也。又如薛立斋论香连丸。汤剂无常服黄连之理，一则恐寒胃口，次之又恐后人泥定厚肠胃之句，故作香连丸以疗下痢。奈何世人不察，或用而应手，或用而绝不相关，不知薛氏心法，如石之投水也。薛氏又云：下痢气虚所致，煎四君汤送香连丸调补之；下痢血虚所致，煎四物

---

① 觉愚：启发愚钝。
② 河汉：典出《庄子·逍遥游》："吾惊怖其言，犹河汉之无极也。"
③ 歠（chuò 辍）：喝，吃。
④ 小促：缩短服药间隔时间。
⑤ 役：事。

汤送香连丸调补之；下痢脾虚所致，煎六君汤送香连丸调补之；下痢中气弱虚所致，煎补中汤送香连丸调补之；下痢气血两虚所致，煎十全大补汤送香连丸调补之。① 后王宇泰中风门用四物汤吞活络丹，皆是此法。

夫以王宇泰用法如此之巧，薛立斋设法如此之微，张仲景创法如此之奥，此所谓方有成局，法胜于方也。余亦以不揣固陋，用如此之方，亦用如此之法。如四六君送香连丸治下痢，何妨四六君送资生丸健脾开胃，又何妨四六君送二神、四神丸治泄泻也。补中汤送香连丸治下痢，何妨补中汤送金匮肾气丸治气虚中满也。四物汤吞活络丹治中风，何妨地黄饮子吞牛黄丸治口禁不语也。又如地黄汤送天王补心丹，使心肾相交，则坎离既济也。归脾汤送养神丹，使心血内充则神明安定也。

古方甚多，今法莫尽，欲察病者务求善方，欲善方者务求良法。

方中方论

知方甚易，用方甚难。盖古今诸方，补气不过四君，补血不过四物，养胃不过异功，益脾不过六君，补火不过八味，滋阴不过六味，发表不过麻黄桂枝，消痰不过二陈、参苏饮，对症甚验，治病甚灵。若病不对症，方不应

---

① 下痢气虚……丸调补之：语本《明医杂著》卷二《痢疾》。

手，只归病深药浅，不归用法不神。然赵氏①有云"补血不用四物，宁用四君"之类，何也？盖有形之血不能速生，几危之气所当急固，使无形而生出有形也，经云"阳生阴长"之意耳。喻嘉言止泻不用六君健脾，宁用桂枝汤疏表，审症之精详，格方之微奥也。其实脾虚作泻，岂可不用六君，因大肠风泄，赖桂枝汤疏风实表，且肺与大肠相为表里，而大肠之风不能除，故用桂枝从肌表中散去，风散泻止，不必拘拘②健脾也。薛立斋治男子阴痿不用桂附而反用知柏，非火衰之病，乃郁火之症耳。故云命门火衰精气虚冷固有之矣，然亦有郁火盛而致痿者。经云"壮火食气"，譬如人在暑热，反倦怠嗜卧，遇冬寒而身反坚强也。故薛氏亲见一二人肾经郁火而有此症，令服黄柏、知母清火坚肾之药而效。苟仍用桂附，则阳愈盛而阴愈痿也。仲景治烦惊谵语，不用青龙、白虎，而用柴胡加龙骨牡蛎汤。盖龙乃鳞部之长，牡蛎乃介部之长，二物之性极灵，能收飞越之气，故烦惊谵语，心神飞越之症必用。世人徒以龙骨、牡蛎乃涩精之药，不宜用在外感，此亦知其一而未知其二矣。柯氏治咳嗽不用二陈、参苏饮，惟用小青龙去石膏③，不论冬夏，不拘深浅，但是寒嗽，屡试屡验。用麻黄开肺窍而散寒，桂枝护肌表而驱风，细辛逐水

---

① 赵氏：赵献可。
② 拘拘：拘泥貌。
③ 去石膏：此三字疑衍。小青龙汤组成无石膏，据下文药物解析，已包含小青龙汤所有药物组成。

气而暖肾，五味敛肺而定喘，半夏燥湿而祛痰，甘草温中而和胃，干姜辛温而逐表，芍药收阴而敛气。肺家有沉寒痼冷，非麻黄之大将不能捣其巢穴，群药安能奏效也。

古之良方，考之不尽，古之妙用，搜采无穷，聊具数则，以表方中之方。

症中症论

论病不易，论症甚难，而症中论症，难之又难也。凡有病必有症，有症必有论，论清则症明，症明则病易疗，非可以模棱两端，取效于疑似之间也。古人审病论症，着定①七情六淫②十三字，千病万症不能越此。然辨病定症义颇深奥，有正面看法，有反面看法，有仄面③看法，又有不在本论而在他论看法，有不在词语而在意事看法。

种种论症俱各有本。即如论六淫：则风有中风、伤风，寒有中寒、伤寒，暑有中暑、伤暑，湿有中湿、伤湿，燥有内燥、外燥，火有实火、虚火也。如论七情：则喜有适然称心之喜，有意外奇遭之喜；怒有忿激难忍之怒，有天性使然之怒；忧有父母妻子之忧，有贫穷患难之忧；思有功名富贵之思，有贫寒家计之思；恐有因疑而恐，有因虚而恐；惊有虎豹崖墙之惊，有水火盗窃之惊

---

① 着定：即"著定"，朝廷内按官职大小设置固定的朝位。此处意为以"七情六淫"为框架。

② 淫：原作"欲"，据文义改。"六淫"之"淫"。本节下同。

③ 仄面：侧面。

也。如论杂病：心痛、腰空、脊强、寒热、逆气、内结诸症，认病不的，愈治愈深。夫心痛之病，始自胃气，继归心包血少，养血不应，理气不效，久则方知阴维①为病苦心痛也。其腰空之病尽归肾虚，及至补肾，亦不应手，方知带脉为病，腰溶溶②如坐水中也。脊强之病，均认太阳非寒即湿，及至散寒驱湿，漠不相关，方知督脉为病脊强反折也。寒热之病，外感认作少阳，内伤认作少阴，清寒热而不瘥，滋阴降火而不痊，方知阳维为病苦寒热也。逆气之病，有平肝而泄肺者，有理气而降气者，用之不应，方知冲脉为病，逆气而里急也。内结之病，有不知名状者，又有不知治疗者，不知任脉为病，男子内结七疝，女子带下瘕聚也。

又如仲景论病，有始终则在一经者，有两经、三经并合者。如薛立斋治母病仲夏患痢，腹痛、热渴、饮汤不食，急用参、术等药，脉症顿退，再剂而安，乃取症不取脉之说。又云：石阁老太夫人，年岁脉症相同，彼乃患痢，遂致不起。所以认症要清，病关生死，只知是病是症，不知病里有病，症中有症，安可不细心体会耶？

---

① 阴维：原作"阳维"，据《难经·二十九难》"阴维为病苦心痛"改。

② 溶溶：畏寒状。

论中论

古今医书，论者甚多，或引经出史，或援古证今，亦或格物体认。其浅者余不具论，论其深者。如王肯堂论《内经》燥症及深考病机条内并无"诸燥枯涸，干劲皴揭，皆属于燥"之句，想因湿症推类而化之也。如薛立斋论坡仙①圣散子治疫甚效，人或苦其有方无药，不知苏集固在欲求方药，非博采不为功也。如柯韵伯论心为太阳，以《内经》"前曰广明"句证之，而本乃有本，发所未发也。如喻嘉言论大络不拘长强、尾翳、大包，想别出手眼，另有见解也。如张景岳论三膲指腔子而言，亦复有解，乃《营卫生会》篇之"三焦如雾、如沤、如渎"，又何尝不包罗脏腑也。如马仲化论释《至真要大论》引邵伟元②《医学纲目》"天有五行御五位"等句，似乎首尾不相照应，不知慧心人不毁前人之意也。如李时珍论三膲形似胡桃，话觉渺茫，而其实人胰团峦一处，多分相像。前人格物深心至此也。如王好古论附子补火必防涸水，知此不致有亢害之论。如王海藏论夏月不用黄连，阴在内也，明此不致有阴霾之患。如王节斋论夏月不可泛用香薷饮，恐走散阳气，耗损真阴。又云，亦不可用薄荷汤以代茶，恐散人真

---

① 坡仙：指苏东坡。
② 邵伟元：原作"邵元伟"，据《太沧州志》改。邵伟元，即邵弁，字伟元，号玄沙。于经学有师法，兼精医术，著有《南华经解》《老庄汇铨》《十二经发挥》《春秋通义》《医学纲目》等。

气，即久用川芎汤令人暴亡之类也。观此前人论方论证暨评药饵，纤毫不舛，姑置其浅者论其深者，而医论之奥搜采不尽，略举数端以表论中之论。

审症论

病有相似，症有不同，有寒症，有损症，有顺症，有逆症，有危症，有险症，有杂症，有坏症，症之名状，不一其等。如劳风咳嗽，有似损症，其病可治；如阴虚竭症咳嗽，其病不可治。如顺症不必治，逆症不必治，危症可治，险症亦可治，杂症不难治，坏症不易治也。惟伤寒有极难治者，亦有极易治者，有阴症似阳者，有阳症似阴者。如斯诸症务要审辨清白，若审辨不清，生死立决。医者岂可借三指以定法，恃眼界以明高。凡遇疑难之症辨而又辨，审而再审，尚有疑似难明，何况粗浮见解，其能尽症之理者几希。如伤寒头痛，不审经络，发表无济。夫太阳头痛巅顶及项也，阳明头痛惟额颅痛也，少阳头痛惟两发际痛也。三阴亦有头痛之说：厥阴头痛有桂枝汤之论，少阴头痛有麻黄附子细辛之方，而太阴头痛未之前闻也。如三阳有发热症，三阴亦有发热症。如三阳有桂枝麻黄脉，三阴亦有桂枝麻黄脉也。如劳风假损症也，俟痰尽而病自愈。故岐伯论痰不出则伤肺，伤肺则死也。若真阴损症，痰尽则死，嗽宁则亡也。如顺症，无论内伤外感，不必治也。逆症亦然，如危症亦有起死回生者，如险症亦有手到病除者，杂症亦有知犯何逆者，如坏症亦有救逆者。总之，察病要的①，审病要真，两者切当，何愁症之不明、病之不愈也乎？

察病论

医之疗病必须先观气色，次察病势，再次闻声问病，然后才言切脉，古人所以有望、闻、问、切之论。今人惟恃技高才大，不讲五行，不辨五色，不察五官，不问休咎②，不论生克，不闻病之音声，不问病之原由，不管审证与不审证，不管察病与不察病，信手按脉。无论脉之的与不的，病症之合与不合，撤身就走，再无病家试医本领，绝口不言，误而更误，良可慨也！东坡先生有言"我求愈疾而已"，是医者原不必以闻、问为嫌，但能凭目力出主见，则察病审证自有决断。今如切脉之巧，一时灵变，触动机志，再合平素讲究，固不愁脉之不灵，病之不验也。大凡论脉，自必渊通脉理。顾③气色不察，病势不审，闻声未悉，而印证不确，则凭脉察疾，或反不效，故曰切脉为次，察色居先也。

盖察色辨气岂但五行生克，即一举一动皆可言察。如寒症之寻衣摸床戏草诸危症，损症之肺痈吐血金水生死等

---

① 的（dí 敌）：准定。

② 休咎：吉凶。

③ 顾：但。

险症，乌可以弗察？肺痈吐血亦有死者，亦有生者。苟若不察脓血之浮沉，安知人之生死乎？夫试血之法，血吐水中，浮者，肺血也；沉者，肝血也；半浮半沉者，心血也。三种之血，浮沉之理，大概如此。观其属于何经，皆有救疗之法。又肺痈吐脓症势既危，则沉浮亦所当辨。凡脓吐水中，浮者死而沉者生。血吐水中，浮者亦死沉者亦生。犹之熟肺之浮水，生肺之沉水，枯木之浮水，新木之沉水，生死浮沉多分相类，所以吐浮脓浮血者死，沉脓沉血者生，皆是理也。观此则①休咎了然，医乃不察而欲其起死回生也，庸可得乎？

自《病机论》至此凡十篇，浅学者草率观之疑于近复，殊不知题各有义，论各有归，其章句区分处，直析理于秋毫而门庭迥别，逐次探讨乃知作者苦心。

病情论

疗病惟医，原②情亦惟医。病者之情，当细心曲体，使之神畅意洽，病或因之稍减，不可胶柱鼓瑟，以至病人拂郁而病遂大渐③也。虚损之症，不原其情，尚无妨碍，若在寒症则情尤不可不原矣。而世之人固执饿不死，不饮水，禁寒凉忌瓜果，戒酸甜与歠粥之说，遂坚意禁止。极

---

① 则：辛亥本作"理"。
② 原：体谅。
③ 大渐：病危。

病者之爱恶欣厌，渺不恤焉，亦已甚矣，殊不知疗病之法，经权①变化乃能生人活人也。如歠粥取汗，饿极投食，偶御瓜果，偶浸酸甜，渴极而少饮水，热极而尝寒凉，苟于症无大累，不妨略适病者之意，以慰其隐②。所谓从权而仍不失其为经也。倘执偏枯之见，无圆通之机，纵死生命定，而一旦有误，其不致怨于医者少矣。医者悔从前之拘迂，欲原情调治，则是渴而穿井，斗而铸兵也，不亦晚乎！故疗病贵于先原病者之性情，然后可任意保摄身心也。至有希合③主意④，苟取利禄，与病相反者概置弗禁，则以人命为儿戏，又与⑤于不仁之甚者也，奚足道？

废病⑥论

尝闻病犯坏症，固有知犯何逆者，病到废证，亦何由殒灭。如伤寒之有坏症，中风之有僵仆，产症之有败病，痘症之有废病，虽似莫治，往往有得生者，正恐医无良法耳。伤寒之症，始或误于汗，继或误于下，或误于歠粥，或误于饿不死之说，病乃致败病，脉乃致败脉矣。曷不思伤寒症中：有昏聩而不醒人事⑦，有六脉沉伏而不绝者，

① 经权：儒家用语，意为对原则的灵活运用。
② 隐：疾苦。
③ 希合：迎合。
④ 主意：意图。
⑤ 与：是。
⑥ 废病：卧病不起，此处指代病情严重。
⑦ 事：此后疑脱"者"字。

有六脉不见而太溪趺阳见者，有昼则明了而暮则谵语者，有皮肉不变而气血未败者，有舌胎明润少存津液者，有不见寻衣摸床撮空诸显症者，有不犯见鬼目盲诸凶症者，种种废病，皆是活症。中风之症僵仆不醒又兼手撒遗尿，不惟难以用药，亦且无从下手。医者除皂角吹鼻，牛黄下痰之法，钤①口无说也。不知欲求其生，亦自有法，何可漫云僵仆难疗，遗尿无救耶？读《内经》邪凑气虚之论，则僵仆不因虚所致，遗尿莫不因虚而遗。何得以皂角、牛黄而尽治法乎？况旧说遗尿手撒、口开眼合、鼾睡诸症，乍则言脏绝，旦暮乃死，久则言脏病，计日可生也。产症多有败病，亦复有生者。如产前子死母腹，若不察口臭②舌青，不用硝黄化胎，产妇亦未尝不死也。如产后瘀血上冲，昏聩口禁诸厥状，不审瘀血停留，不察恶露未尽，骤用大补气血之法，又何尝得生也？是知求生有道，患在束手听命。如新产血晕，酸醋烹炭，漆器烧熏，血晕又何尝不解乎？至谓临产母死子生，入棺可救，则神医治法，非凡医可晓耳。痘疹废症亦有生者，如内收浆之痘，外发臭之痘，水亏之痘，火亢之痘，多有死而复生者，盖外症无浆，内收亦活也。火亢煎熬，或坎离既济而活也，或得土气解毒而活也。痘症之微奥不能深辨，大概不过如是。余将废症数条疏清，以俟海内参焉。

---

① 钤（qián 钱）口：闭口。
② 臭：原作"嗅"，据文义改。

膏粱迥别论

人之贵贱迥别，而禀赋亦各不等。贵有贵之脏腑，贫有贫之肠胃。富贵之人养尊处优，宜静而恶动，经风则寒，遇日则热，又好啖炙煿①，爱贪酒色，以致脏腑日伤，精神日耗，病往往乘虚而入，虽属外因，仍由内损。至处贫贱，虽口无肥甘之奉而身鲜竭欲之资。又自少至老，暴日栖霜，餐风沐雨，磨炼既久，筋骨备坚。不惟常年无恙，而体貌形势迥然不同。是以贵介②多病内伤，参苓之品有所不免，久成痨瘵，知、柏滋阴又何尝弗用。殊不知服参补阳有阳旺阴消、肺热伤肺之论，服知、柏降火有实泻虚补、百无一生之说。至误服香燥消克，亦有妨脾妨肺之患也。治之之法，中正无舛，阳虚补阳，阴虚滋阴，先天滋益，后天培补。体认药品，评审症脉，虽处疑难，自有成见。至于贫穷劳役，多病外感。外多用麻、桂以治表，内或用硝、黄以治里。纵有劳伤饥饱，亦不过十全补中而已，补阳滋阴多不深求参、苓之品，或未见面也，所以贫贱之病治疗最易，膏粱之疾调摄维艰，良有说也。然亦有富贵病外感，贫贱病内伤者，随病立方，亦未可执，第如是者亦鲜矣。

---

① 炙煿（bó 博）：烘烤煎炒的食物。
② 贵介：尊贵之人。

方土不同论

善疗疾病者必先别方土。方土分别远近高卑而疾之盛衰、人之强弱因之矣。盖方有方隅，地有地道，一方有一方气候，南北有南北风土。是方分远近，地别高下，则知东南之卑湿，西北之高燥，所谓"天不足西北，地不满东南"，固以东南方有东南之弱，西北方有西北方之强也。观此而人生禀赋之强弱，疾病之盛衰，不了然可见乎？

凡疗疾病必须体认南北，细察长幼禀赋，毋得拘方土而抑禀赋，亦不得泥禀赋而浑方土。方土禀赋，务要别其孰轻孰重、宜补宜泻、可寒可温，而岂得概言南补北泻、南热北寒而已哉？昔人有言：有服胡椒、姜桂不见生病者，有畏服椒姜辛热之物者；有服圣散子而有成验者，有服圣散子死而有据者。苟方土不明，乌知东南气热可服热药，西北气寒可服寒药？故圣散子东南疫疠用之其功更效，西北疫疠用之死者接踵。古人究心方土，其验如此。

今人见病用药，不问南方卑湿更有卑湿者，北方高燥更有高燥者，又不问先天有余更有有余者，后天不足更有不足者。徒窃道听之说，卑湿一概呼为卑湿，高燥一概呼为高燥，先天有余定然呼为有余，后天不足断然呼为不足。殊不知东南卑湿亦分高下，人之禀赋亦分强弱。二者较之，但不若西北尤胜也。昔坡仙有"细嚼槟榔当早茶"之句。夫槟榔克削太过，苏子岂肯空心而服之，但以地道论，固自有理也，若论肠胃似不可耳。川广之有槟榔，如江浙之有莱菔。莱菔不过消闲克食，槟榔大有解瘴下气之能，乃不察地土禀赋而尽以槟榔为克削之物，摈①而弗用，抑知南人有南人之强，肠胃有肠胃之壮。槟榔有鲜而力大者，有枯而力小者，地土不同，生熟各别，乌得尽谓槟榔之不良也哉？

即此推之，南北不可不分，方土不可不别。善疗病者，讵可忽诸？

多补少克论

人之受病多因元气亏而后外邪入，并力攻邪，元气愈亏，驱狐鼠而坏城社②，不可不慎也。昔张仲景立八味丸以补肾，李东垣立补中汤以补脾，今人第知为补益而已，岂知其培养元气如治国然，务使府库充实，根本完固，则寇不能侵，群邪拱服。

凡人头目火炎，面红口烂，法岂不宜用清？然按其下体多寒少热，此是纯阴在下逼阳于上，孤阳不守，宜忧阳竭。投以寒凉之剂，譬如雨洒孤灯，微火顿灭，阳既竭而病不可为矣。法用六味滋阴补肾，壮水之主以制阳光，用桂、附补命门，益火之源以消阴翳，收龙雷之相火，引归坎

---

① 摈（bìn 鬓）：丢弃。
② 驱狐鼠而坏城社：语本《晏子春秋》之"城狐社鼠"。喻依仗权势作恶，一时难以驱除的小人。

宅。此在兵法不用剿而用抚也。命门有火自能蒸腐五谷，不惟补肾亦兼扶脾，故金匮肾气方用治中满，车牛行水，桂、附补火，水利而胀消，火足而脾健，亦釜底添薪之义也。

至脾虚作胀，法岂不宜用消？然土弱阳虚，不能运积，为痞结，为胀满。若一味攻伐，用枳、朴、硝、黄、莱菔、葶苈破气等药，攻愈力则脾愈弱，脾愈弱则气愈滞，迨至胀满之极，消既难消，补不敢补，脾告绝而病不可为矣。法用参、芪、术、草以扶脾，脾得补而胀自消，取塞因塞用之义，佐用陈皮以行气，用升、柴升清以降浊，兼当归养血以润脾，或用六君子补中带清，消痰化气。此为治胀不易之良方，最宜早图，不可迁延迟误，以致药无所施。

经云："邪之所凑，其气必虚。①"苏文忠②云：世人之病，十有九虚，医师之药，百无一补。举世懵懵，良可浩叹。大抵人自婚娶后，人事纷纠，物欲锢蔽③，年华日益，真元日损，诸病多从虚入，诸方宜戒攻克。其有必欲攻克者，不过一再用之，以治其标，随宜培补以固其本，故有补中带消之法，有消中带补之法，有纯补无消之法，断无纯消无补之法。葛可久神于治劳，亦以补益为主。古今名医，决不以人性命为儿戏。凡破气之药，凉血之药，

---

① 邪之所凑，其气必虚：语见《素问·评热病论》。
② 苏文忠：苏轼，谥号文忠。
③ 锢（gù 固）蔽：禁锢蔽塞。

发表之药，行下之药，功少过多，俱宜慎用。故余著补多克少之论，以儆①愚谬云。

人非至愚谁肯甘自朘削②？顾医者利于见功，病者幸其速效，每效辄亏，寖③成危笃。苏长公④有言：中年以后，一下一衰，积衰之患，终身之忧也。终不以一日之患而易终身之忧。故善医者爱惜元气，虽太仓一粒⑤，在所必珍，然人往往厌服补药者，以其迂回迟缓辄云不中病情，长日加益，人自不觉，奈何欲以火销膏哉？夫克伐之药，非无偶用之时，然不过一二剂中病即止，多则为累矣。兹论金玉之言，传播宇内，当令纸贵一时，请用书绅⑥，永存至戒。

讲读医书论

圣人作经，古人作论。凡读经读论乃正典⑦正雅⑧也，

---

① 儆（jǐng 景）：使人警醒，不犯过错。

② 朘（juān 捐）削：消弱减少。朘，减少。

③ 寖：逐渐。

④ 苏长公：对苏轼的敬称。"长公""次公""少公"与"伯""仲""季"排行呼名相类。

⑤ 太仓一粒：大谷仓中的一粒米，喻极渺小，语本《庄子·秋水》。

⑥ 书绅：把要牢记的话写在绅带上，比喻牢记他人的话。绅，古代士大夫束腰的大带子。

⑦ 正典：正宗典籍，如儒家六经之类。

⑧ 正雅：旧说《诗经》中大小雅有正、变之分，正雅乃与变雅相对而言。《小雅》从《鹿鸣》到《菁菁者莪》为正；《六月》以下为变；《大雅》从《文王》到《卷阿》为臣，《民劳》以下为变。

但①读《灵》《素》非苦志细心②不能升其堂奥，读医③论若不潜心讨论④亦不能得其深义。原不是生诵几句经文，死记几句医论，以为熟案胸中，目空一切，不知天地间道理无穷尽也。自唐以来，注释经旨能有几人哉？自东汉而始，著《伤寒论》亦能有几人哉？盖《灵》《素》始于唐王冰所注，《伤寒》始于汉张仲景所作也。故旧说仲景论外感，东垣论内伤，河间论火症，丹溪论气病乃⑤四大名贤，千古不朽也。继后有薛氏《医案》、王氏《证治准绳》、柯氏《伤寒论翼》、喻氏《医门法律》诸书，访古阐奥，开人生面，若较之他书略有⑥低昂⑦也。盖薛立斋论有条理，方有斟酌，法有奇正，症有原委，如此深奥医乃不解所以，不得薛氏心法，反言薛氏医案论少⑧，不思"得诀归来好看书"之句乎？邵子又云：一言点破，头头是道，若不指明，藏书十楼何益哉？王氏《证治准绳》打

---

① 圣人……但：辛亥本作"凡读内经诸方书不可卤莽决裂以毕其说"。

② 细心：辛亥本作"研究"。

③ 医：辛亥本作"方"。

④ 讨论：辛亥本作"考较"。

⑤ 原不是……气病乃：辛亥本作"苟若得其微义，何虑经之不明，论之不彻也。自东汉迄唐宋熙朝，如王启玄所注《灵》《素》经，张仲景作《伤寒论》，可谓万古名贤，医中亚圣，故世称《内经》王冰老注，《伤寒》仲景专科，至张景岳编注《灵素》宗工，是编释与著作各擅其长也。仲景论外感，若东垣则论内伤，河间亦论火证，丹溪则论气病，要此"。

⑥ 略有：辛亥本作"自见"。

⑦ 低昂：高低。

⑧ 论少：辛亥本此后有"方多"二字。

成一片，各成一家①，编成类论，集②成类方，条条有法，烂熟经文，篇篇典博③，任意发挥，使后人明了，有功于世也。柯氏《伤寒论翼》，部书虽小而道理更大，真仲景之再世，实岐伯之复生，故句句仲景，字字岐伯，引古入典，妙在食物而化，乃伤寒家一部奇书宝论也。喻氏《医门法律》，书虽杂沓而其实疏经瀹④论，博通今古，另出手眼，别有见解也。古四大贤永垂不朽，今四大贤传之后世。凡人论书，凡医论读⑤，一部《灵》《素》为本经，八大家为注疏，互相参考，融会胸中，出口谈经，动手作论，始知读经有本，作论有源，古人可⑥作，其必许我矣。

《内经》总论

医习《灵》《素》犹儒宗经书，医儒本经不可不论也。夫人习举业，有读一经者，有五经全读者，犹医宗《内经》，有读《素问》者，有读《灵枢》者，有《灵枢》《素问》全读者，有著意⑦于《灵》《素》本文者，有著意于《灵》《素》注释者，有《灵》《素》本文注释而尽博者，乃大医之志，无不穷遍。而《内经》一书久多错简，

---

① 打成一片，各成一家：此八字辛亥本无。
② 集：辛亥本作"辑"。
③ 篇篇典博：此四字辛亥本无。典博，典雅宏博。
④ 瀹（yuè 月）：疏导。
⑤ 凡人论书，凡医论读：此八字辛亥本无。
⑥ 可：辛亥本作"有"。可，适宜。
⑦ 著意：同"着意"，着力。

自王启玄以及马仲化、全元起、滑伯仁、吴鹤皋、张景岳、张隐庵①等残缺补益，注释讲解，虽议论各别，要皆自成一家言，使经书灿然可观，可谓非岐黄功臣也欤？他如《灵》《素》奥赜②，有可以注释会其意者，有不可以补益失其真者，有可以会其意而无伤残缺者，有不可以失其真而仍待推求者，种种是非，此又在医家困心③考究，不可徒以补益注释遂为一定之规也。

是以医书之难，莫难于《灵》《素》，而《灵》《素》之难，莫难于得解。然则，解之云何？要亦不过参考各家注释，而熟读《灵》《素》本文，反复深思，胸有成竹而后考订不舛。宁细心领晤④守于规矩之中，不可妄意变遍⑤轶⑥于规矩之外。慧心人自有适心⑦之妙，圣人先得我心⑧之所同然耳。

五行统论

圣人画卦始分爻象，继别五行，而五行之理万物推

---

① 张隐庵：即张志聪，清代医家。
② 奥赜（zé 责）：原作"奥颐"，据文义改。幽深隐微。
③ 困心：费尽心力。
④ 晤：通"悟"。《新唐书·李至远传》："少秀晤，能治《尚书》《左氏春秋》。"
⑤ 遍：疑为"通"之误。
⑥ 轶：超越。
⑦ 适心：使心情平和快乐。
⑧ 先得我心：比喻别人先说出了自己想说的话。得，契合。

焉。凡一草一水一器一物，自体以至用，自天以至人，木火土金水未尝缺一也。《内经》云：天有五行御五位，人有五脏化五气。① 则知天有五行之备，人亦有五行之全。故天有苍、丹、黅②、素、玄五天之气也，天又有荧惑、太白、辰、岁、镇之五星，帝有颛顼③、太少皞④、炎黄帝之五帝，神有勾芒⑤、祝融⑥、后土⑦、蓐收⑧、玄冥⑨之五神，人亦有耳、目、口、舌、鼻之五官，又有肝、心、脾、肺、肾之五脏，气有青、黄、赤、白、黑之五色，声有宫、商、角、徵、羽之五音，饮有寒、热、温、清、蒸之五气，食有酸、苦、甘、咸、辛之五味，养有麻、麦、稷、稻、豆之五谷，助有桃、李、杏、枣、栗之五果，蓄有犬、马、牛、鸡、彘之五禽。凡诸五者皆不能出五行之理，五行之理，万象备具。

河洛⑩理数⑪言五行之理最为详悉，然此不过借五行以论人，假五行以喻天。天之五行昭然可指，惟人之五行或

---

① 天有五行……脏化五气：语本《素问·天元纪大论》。御，主。
② 黅（jīn 今）：黄色。
③ 颛顼（zhuān xū 专须）：传说中的上古帝王。
④ 太少皞（hào 浩）：指太皞、少皞，均为传说中的上古帝王。
⑤ 勾芒：古代传说中主木之官，又称春神、木神。
⑥ 祝融：中国上古帝王，以火施化，号赤帝，后尊为火神。
⑦ 后土：又称后土娘娘，掌阴阳，育万物，被称为大地之母。
⑧ 蓐（rù 入）收：古代传说中的西方神名，司秋。
⑨ 玄冥：中国古代神的名字，如水神、冬神、北方之神等等。
⑩ 河洛：《河图》《洛书》。
⑪ 理数：天理天数。

隐或见也。隐者，脏腑之五行难审见者，五体之五行易辨。外审五官以定休咎，内诊脉息以决五脏盛衰。或因脏而传至腑，或因腑而遁至脏，或因经而注络，或因络而溜经，或因色而外华，或因气而内脱，或因生而相生，或因克而相克，或因生克而死，或因生克而生，或因生而生于汤液，或因杀而杀于丹丸，或因药而夭人寿数，或因药而却病延年，或因岁运不明而逆天和，或因天时不谙而伤民命。总之五行之理不明，则生克之理不解。生克之理不解，而五行散漫无涯矣。余故类言之，以总五行之意云尔。

五行合论

尝考五行之理，由伏羲以至文王、周公、孔子，圣圣相阐而生克之理著，后世始知天地之五行与人身之五行隐相合焉。天地之五行者何？木火土金水是也。人身之五行者何？肝、心、脾、肺、肾是也。以天地之五行合人身之五行，而其相生相克之理无一息之或间，乌可以弗讲耶？试以五行中之木论之。夫木能生火，木能克土，此固理之所易晓，然木中有火，木中有土，木中有金与水，遂为人之所难明。彼木中有火，木外可征；木中有水，木脂可验；山中砍木，其中非有沙土即有铜铁，岂非木中有土，木中有金也哉？观于木之生克如此，而火、土、金、水概可知矣。今人止言木自属木，火土自属火土，金水自属金水，则是五行之属不明而生克之理不解矣。

是以五行之中有五行，生克之中有生克也。五行之数各五，五五二十五，是五行中复有五行也。木以生火，火胜则木乃烬①；火以生土，土胜则火乃灭；土以生金，金胜则土乃亏；金以生水，水胜则金乃流；水以生木，木胜则水乃竭。此相生之中实所以相克也。火之炎炽，得水而成既济之功；金之坚刚，得火而成煅炼②之器；木之曲直，得金而成器用之材；土之敦厚，得木而成发育之盛；水之泛滥，得土而成堤障之用。此相克之中又有所以相生也，亦若人身之肝、心、脾、肺、肾，于相生之中而即具相克之势，且相克之中而旋③具相生之机，其理循环无时或息。业医者诚知，夫本相生也而又相克，本相克也而复相生。天地五行之生克即人身五行之生克。生克之理明而临症之候稔④，知其受病之源，或因脏而相生，或因腑而相克，或因气血而相生，或因经络而相克。知生克之原委而不奏绩于崇朝⑤者，吾未之前闻。

---

① 烬：烧毁。

② 煅炼：猛火炼造。煅，火气猛烈。

③ 旋：还。

④ 稔：熟知。

⑤ 崇朝：终朝。从天亮到早饭时。比喻时间短暂，犹言一个早晨。崇，通"终"。《诗·卫风·河广》："谁谓宋远？曾不崇朝。"

阴阳互论

阴阳之理大矣哉！乾知大始，坤作成物①，天地以阴阳化生万物，而人则合天地大生广生之理以成形成性者也。经云：阳生阴长，阳化阴藏。②阴极自阳，阳极自阴，没处生有，绝处逢生，终而复始，如环之无端。余又考之，周子③曰："五行一阴阳，阴阳一太极也。④"深明五行之理不外阴阳之迭运无方⑤，而阴阳之理本于太极之生生不息也。

推而论之，即人身之理亦然。故在人则气为阳，血为阴，寤为阳，寝为阴。犹夫两间之日为阳，月为阴，昼为阳，夜为阴也。至若三阴三阳，不应阴阳，数之可数，推之可推。然其要一也，乌庸辨乎？邵子云：阳明，两阳之合明也。厥阴，两阴之交尽也。夫阳之初生曰少阳，阳之极盛曰太阳，太阳少阳互相合明⑥，故谓之阳明。阴之初生曰少阴，阴之极盛曰太阴，太阴少阴彼此交尽，故谓之厥阴。而厥阴、阳明，阴阳或见或隐，若有若无之象也。是以天地之阴阳无穷尽，人身之阴阳亦无穷尽。盖气为阳

---

① 乾知大始，坤作成物：语见《易·系辞上》。万物由乾开始，在坤这里生成。知，主。
② 阳生阴长，阳化阴藏：语本《素问·阴阳应象大论》。
③ 周子：指周敦颐（1017—1073），北宋哲学家。
④ 五行一阴阳，阴阳一太极也：语见周敦颐《太极图说》。
⑤ 无方：没有固定的范围。
⑥ 明：辛亥本作"闲"。

血为阴，背为阳腹为阴，脏为阳腑为阴，人所共晓。不知气有阴阳，血亦有阴阳；背有阴阳，腹亦有阴阳；脏有阴阳，腑亦有阴阳也。今人何得止言天地有阴阳而不思人身亦有阴阳乎？人但知天为阳地为阴，不知天有阴阳，地亦有阴阳。人止知躯壳为阳，腔子为阴，不知躯壳有阴阳，腔子亦有阴阳。故人身之阴阳与天地之阴阳相似，天地一太极，人身一太极也。苟不明乎太极之理，则阴阳之本原未悉，又乌识人身之阴阳而极①其理于变化也哉？

真元论

大矣哉！夫人真元之气也。自继善成性以来，呼吸出纳动静云为何者，非一点真元之气为之主宰乎其中，而运行乎其外哉？尝读《易》之《象传》云："大哉乾元，万物资始，至哉坤元，万物资生。"是天地之所以始生乎万物者，一元之气也。虽气有阴阳之分而均谓之元者，则固一出乎真而非流于伪者也。有《系辞》云："天地氤氲，万物化醇②，男女媾精，万物化生。"是知真元之气不但天地有之，即万物皆有之，而况人为万物之灵乎？故日中为昼，阳气也；日入为夜，阴气也；平旦而寤，阳气也；向晦而寝，阴气也。天地之气统阴阳而迭用之，人身之气亦合阴阳而兼备之也。自阴阳之对待者而言则为二气，自阴

① 极：尽。
② 化醇：变化而精醇。

阳之流行者而言则为一气,一而二,二而一,皆真元之气也。

然元气在人无形可指,试以喜怒哀乐之发乎外者验之,喜乐象天地之温和,怒哀象天地之肃杀,而发不中节,则元气渐亏。盖真气原于性初,而伪气习于后起,人之真元或盈或虚,亦不一其等,而维持保护之功,安可缺乎?故有夭折者,有暴亡者,有寿考者,虽禀赋不齐,亦善养与不善养之所致耳。栽培倾覆①,天之所以因材而笃②者,职③是故也。人能预为调摄,使之全而不亏,则百病无间而入。

设阳气衰则有厥逆之患,真气竭则有喘脱之忧。纵有参、芪之补益,桂、附之回阳,不过杯水车薪,挽瞬息之危已耳,庸有济乎?仙经④有言:人在气中,如鱼在水中。鱼一刻无水即尽,人一刻无气则亡。真元之气不知慎以守之,而顾任情纵欲以自丧其生也,悲夫!

气血论

人之一身,形骸有表里阴阳,而气血亦有表、里、阴、阳,何也?夫气属阳而血属阴,气主表而血主里,自

---

① 栽培倾覆:乃“栽者培之,倾者覆之”的略语。意为栽下去的要加意培育,倒下来的要将其扶正。
② 因材而笃(dú 独):依其本性而增厚它。笃,宽厚地对待。
③ 职:犹惟,只。
④ 仙经:泛指道教经典。

然之理也。但气有阴阳，血亦有阴阳，气有表里，血亦有表里，不可以不辨。如躯壳表里阴阳指经脉隧道而言：营行脉中，为里为阴；卫行脉外，为表为阳。如腔子表里阴阳指脏腑募原而言：营出中焦，为里为阴；卫出下焦，为表为阳。是以营卫度数五十周于身，若不从脏而至腑，不从表而至里，则气血流行错综不一矣。故论气血者，不能出阴阳表里，凡有表即有里，有阴即有阳，有气即有血。肺主气，肺中无血则肺不泽矣。心主血，心中无气则心不灵矣。即此两脏论之，气中有血，血中亦有气，概可知也。乃云气自为气，血自为血，何若是之谬耶？

且古人论气血，止有分多寡之不同，并未言脏腑气象血象之说，故《经旨》有"太阴多气少血，少阴多血少气"之论。《难经》又有"营卫行阳二十五，行阴二十五，为一周天度数"①，此乃大概言之，亦不是阳自行阳，阴自行阴。盖水从风动，血随气流，故血脱益气则阳生阴长也。但气有营气、卫气、元气、祖气、清气、浊气、胃气、宗气之不同。营气，血中之气；卫气，气中之气；元气是元阳之气，即真气也；祖气，先天之气，即丹田气海之气也；清气，呼吸之气；浊气，舌上之滞气；胃气，后天之谷气；宗气，骨膜上之血气也。又如血有经血、络血、皮血、肉血、脂血、膜血、藏血、行血之异。经血，

① 营卫行阳……周天度数：语出《难经·一难》。

竖血也；络血，斜血也；皮血，近血也；肉血，远血也；脂血，浅血也；膜血，深血也；藏血，卧血也；行血，醒血也。

凡人脏腑固属五行配五色，脏脏腑腑何一处无血？人之周身使无气血流注，躯壳从何而华美乎？人之脏腑使无气血荣养，腔子从何而润泽乎？此气血之周流无间，而气不能无血，血亦不能无气，犹阴阳之迭运不息，而阴不能无阳，阳亦不能无阴也。阴阳气血之相须，盖如是夫！

脉络论

古人论络分经别脉，今人论络混表杂里，缘不知经脉之迥殊与阴阳之大道也。古谓直行曰经，旁枝曰络，乃经络之阴、阳、表、里。而大肠络肺，肺络大肠，乃脉络之阴、阳、表、里。是以脉络之络，在人脏腑之内；经络之络，在人肌肉之间。毋得以经络之络而混脉络之络，又不可以经络之络为表为阳，脉络之络为里为阴。盖经络、脉络各有阴、阳、表、里也。如《经络论》中：十五络为里为阴，三百六十五络为表为阳。① 又如心包总络为里为阴，三万六千孙络为表为阳。而《举痛②》篇内又有大经小络之异，《难经》有阳络、阴络之分。

① 十五络为……为表为阳：未见于《素问·经络论》。出处不详。
② 痛：原作"动"，据《素问·举痛论》改。

凡人外而躯壳，以经至络，周身血脉，无不贯洽①；内而腔子，以系至络，腑腑脏脏，无不以血脉相通。倘不明脉络之理，凡遇血症，从何而辨耶？往往见失血，或从口鼻，或从二便，或暴吐即止，或久吐不已，或始终鲜红，或到底紫黑。大抵经络之血与脉络之血有互相出入之义。如血从口鼻暴出即止，乃脉络之血，非经络之血。若大吐不已自然挽动经络之血也。血从二便，始而络血，久则亦动经血也。始终鲜红乃是络血，到底紫黑亦是络中积血，或负重所致，或斗狠受伤，而经络之瘀血返之于脉络中也。故脉络之血易生而易败，经络之血宜盈而不宜亏。盈则身体丰厚，亏则形势羸瘦。形势羸瘦，经血不足而络血亦受伤矣；身体丰厚，经血充足而络血亦盈满矣。是经不能无络血，络亦不能无经血，而经络之血与脉络之血，互有阴阳表里之理，良不诬耳！

天癸篇

《素问》② 曰："女子二七天癸至，任脉通，太冲脉盛，月事以时下，故有子。"注③云："肾气全盛，冲任流通，经血渐盈，应时而下。天真之气降，与之从事，故云天癸也。""丈夫二八肾气盛，天癸至，精气溢泻，阴阳

---

① 贯洽：遍满充塞。
② 素问：指《素问·上古天真论》，本节下同。
③ 注：指王冰注，本节下同。

和，故能有子。”注云：“男女有阴阳之质不同，天癸则精血之形亦异。阴静海满而去血，阳动应合而泄精。”大抵男女俱名天癸，至而为血属阴，至而为精属阳。今人专以天癸指女子，盖不知精血同出一源之故，又不明阴阳俱根太极之义耳。然即以精血为天癸，则又不可。夫癸者水也，水者天一所生之源也。天癸者，精血之由来，精血有形，天癸则有名无形，是精是血，非精非血，注所谓“天真之气”是矣。第男子质阳，其至为精，应合而泄，是阳动之征也；女子质阴，其至为血，应期而见，是阴满之验也。阴阳交而精血合，故能生子。《易》曰：“男女媾精，万物化生。①”此之谓耳。

精血之来，因乎天真气降，此先天之事，不待滋培，然亦系乎五脏，则后天正不可不养也。《素问》云：“肾者主水，受五脏六腑之精而藏之。故五脏盛乃能泻，五脏皆衰，筋骨懈堕，天癸尽矣。”《灵枢》亦曰：“五脏主藏精，藏精者不可伤。②”由是则五脏各有精，随用而灌注于肾。不善养而反伤之，岂惟肾亏，五脏亦因之亏矣。五脏渐亏，肾气愈竭，养生之道可不讲乎？然则，养之奈何？曰：男子之养，宜固其精；女子之养，宜和其血。男子戒纵欲败度，防精竭也；女子戒暴怒忧思，防耗血也。先培肾以滋水源，又各视五脏所受病，治其邪，补其真，使精

---

① 男女媾精，万物化生：语见《周易·系辞下》。
② 五脏主藏精，藏精者不可伤：语见《灵枢·本神》。

血日生日足，修后天以复先天，斯得之矣。

孤阴独阳论

《易》云：人之始生，负阴而抱阳。经云：物之始生，阳生则阴长。故天之阴阳和而后雨泽降，人之阴阳和而后能有子。脱使①阴阳不和，无论天道、人道，孤阳不生而独阴不长矣。所谓乾男坤女，乾阳坤阴，乃阴阳自成对，待阴阳流通，故男女配合也。若夫鳏、童、道、释、僧、尼、孀妇，非命生不偶②，即屈陷③所致，是非孤于阳而即孤于阴也。更有一种婴童室女④，有少小不得及时婚嫁者，有老大亦不能婚娶者，有大半误于父母者，有终身误于家计凉薄者。男以是成嬴瘦，女以是成劳瘵。竭症之源从此而始，夭亡之根亦从此而生。至若鳏孤等类，固天道之不全，而调治之法亦不可不辨。凡孤寡僧尼辈当分老幼不等，贫苦不同。亦有郁症似虚劳者⑤，亦有阴虚而假阳者，亦有有阴无阳以生者，亦有有阳无阴以化者，亦有阴虚阳无所附者，亦有阳虚阴无所依者。总之，阴不能无阳，阳亦不能无阴。阴阳配偶，何孤阴独阳之有？

---

① 脱使：犹倘使，表假设。
② 不偶：不遇。
③ 屈陷：缺陷。
④ 婴童室女：指未婚男女。
⑤ 者：原作"有"，据前后文改。

针灸刺砭论

上古疗病与今不同，何也？盖今时治病，汤液丸散尽矣。古之汤液醪醴不过荡涤肠胃之病。设汤液不能到而醪醴不能达，则《九针十二原》《小针解》诸篇论针、论灸、论刺、论砭、论熨等法详而且备也。今人阅针经而挢舌①，观刺法而钤口，乃致一部《灵枢》置之高阁，且知汤液丸散而不知针灸刺砭，反云针灸乃外科事非方脉事，以致针足阳明与刺期门诸法失传。毋论《伤寒》无是诸法，即诸危险症亦不见能用诸法也。苟欲精明医奥，须阅《内经》大旨，始识经络，次熟穴道。凡论针则九针要辨，补泻要清；论灸则尻神②要避，艾火要明。论刺则微血取效，热病如神；论砭则磁峰极峻，见血立止，即今乌痧③羊毛④等症是也。至若熨法，近世亦复有用者，然亦不过为熨寒湿之病，终不能熨脏腑癥结。要知熨法、砭法、灸法、针刺诸法，断要熟按《灵枢》，体认岐伯、伯高、少师、少俞诸微旨，以及《铜仁明堂图》、皇甫谧《甲乙针经》，庶行

---

① 挢（jiǎo 矫）舌：舌头翘起，形容惊讶或害怕时的神态。

② 尻神：古代针灸宜忌之说九宫尻神的简称。系以九宫八封为依据，按病人年龄来推算人神所在部位，从而避忌刺灸。

③ 乌痧：痧证之一。《杂病源流犀烛·痧胀源流》："乌痧，满身胀痛，面目黧黑。身有黑斑，毒在脏腑，气滞血凝，以致疼痛难忍。"

④ 羊毛：指羊毛痧，痧证之一，病处见细白色毛，状如羊毛。《痧症全书》卷中："羊毛痧，腹胀连背心或腰胯如芒刺痛，用烧酒瓶头泥筛细，和烧酒作团，辊擦痛处，即有细白毛粘团上。"

法不致无措，而用针立效，用刺即灵，用磁锋而去血，用艾火而回阳，用麝香纳脐而熨癥结，用附子纳脐而熨寒疼，自皆左宜右宜①，无所不可。盖祛病良法必用汤液醪醴，而疗痼疾、救危症，自非针灸刺砭诸妙用不为功。是以用火去血诸法专为急症而设，非为调摄而设也，是在精医者审病而施，因势而善用矣。

常人好药论

药有延年之效，药有辟谷之功，药有生人之力，药有杀人之祸。药得中正则乍服无妨，久服不碍。慎不可喜新厌旧，错纵药饵，以致汤液改为丹丸，而丹丸改为汤液也。又如好服烈药而壮阳者，有好服暖药而种子者，有好服乌须黑发者，有好炼服食而希飞升者，妄言不一，取祸非细也。盖古人立方无病不按②，圣人尝药无性不识，岂有归脾汤而改为归脾丸，补心丹而改为补心汤者。即此两汤论之，其过莫大也。至好服燥热药而壮阳种子者，非夭人之年寿，即败人之体貌。况暖药不过桂附之类，燥药不过仙茅、硫磺之类。苟不记附子补火必妨涸水之说，独不思仙茅有"使君昨夕才持去，今日人来乞墓铭"之句乎？由此论之，世上何尝无种子之方，亦何尝无乌须黑发之药。要知种子，女不过养血调经，男不过滋阴益肾。乌须

---

① 左宜右宜：语本《诗经·小雅·裳裳者华》。谓无所不宜。
② 按：审察。

黑发亦不过补肾益阴而已。种子何尝见用热药而聚胎，乌须又何尝见用暖药而变黑。总之，药有天然之数，非躁妄可能为也。又如黄精、茯苓、松黄、柏实诸品，道家称为服食不止疗病亦能疗饥，少食渐能有益，久服可致延年，常人食之亦未尝不觉大补，此等仙品百益无损，不比朝丸暮汤、惟药是好、贪痴欲速，有损无益也。

病人不信药论

昔人有云：不药得中医[①]。丹家又云：服药不若忌口。二者是愤激之言，乃愚人遂蒙惑终身，且当药不药，当食不食，竟致束手待毙。曷不思忌口与不药之旨乎？夫过食得伤不如少食，误药致损不如勿药，此修养家格言，庸医辈良论。何得不别庸良，不知节戒，宁信俗不信医乎？况上古无病而服药，圣人不治已病治未病，何今人见病而不信医药也？或有天性不善服药者，或有轻命而重财者，或有惜费而窃取丹丸者，或有假作聪明而自误者，种种诸弊不堪悉数。惟愿学者，毋以讳疾忌医之言甘心待死，亦不得以射利[②]之心必欲强而服药。仁人君子之心无所不可，故太史公谓：信巫不信医为不治。有味乎其言之哉。

---

① 不药得中医：生病不吃药，通过饮食调理能痊愈，就好像得到中等水平的医生治疗一样。

② 射利：谋取财利。

太素脉①论

"晦庵朱子曰：古人察脉非一道，今世惟守寸关尺之法②。"盖寸关尺看病则然也，而诊太素则不尽然。太素虽有寸关尺之诊，而寸关尺之外又有六指、九指之法。自孙思邈、崔紫虚③注释太素脉理，阐发轩岐奥义，后有杨上善纂为《太素》，全元起列为《训解》，太素之一道精且详矣。奈何后世失传，讲究殊少。近虽有太素脉书，大抵多论脏腑少究生克，诊者亦复罕验。果登轩岐之堂，悉得真人④辈之诀，审阴辨阳，察微知渺，寿夭贵贱岂不洞若观火乎？

凡诊太素，务审阴阳、推五行，定吉凶而断休咎，又要知人脉、仙脉、妖脉、怪脉。何以辨之？夫人有脉，仙无脉，妖无脉，怪亦无脉。昔人有言紫虚真人诊太素曾遇仙，孙真人诊太素曾遇妖，故知仙妖无脉也。至人之贵贱穷通，又当辨其纯阳、纯阴、多阴少阳、多阳少阴、三阴三阳、反阴反阳、先天后天、太过不及、相生相克、反关覆溢、天时岁令等脉，乃为无舛。且人有极富极贵之脉，

---

① 太素脉：是以脉搏变化预言人之贵贱、吉凶、祸福的诊脉方法。
② 晦庵朱子……关尺之法：语见《脉诀考证》。晦庵朱子，即朱熹。
③ 崔紫虚：即崔嘉彦，字希范，号紫虚道人。南宋医家，撰写《脉诀》一卷。
④ 真人：指崔紫虚。

有极贫极贱之脉，有极寿极妖①之脉，有极盛极衰之脉，有多嗣少嗣、续嗣无嗣之脉，有单传双传之脉，有美璋美瓦②之脉，有科第早仕之脉，有晚景高尚之脉，有王侯将相之脉，有寒毡③冷曹④之脉，有封疆荫袭之脉，有降调升擢之脉，有休官罢职之脉，有风尘经营之脉，有株守田舍之脉，有妻妾奴仆之脉，有六亲骨肉之脉，有灾患刑克之脉。脉名浩繁，不胜屈指。举大概而论，总不出河洛理数，阴阳五行之理，再加六部参考，而太素之奥，思过半矣。

　　盖人之有六脉犹朝廷有六部。经以心为君主，肺为相傅，肝为将军，脾为谏议，肾为作强等官名，非妄设。凡诊王侯之脉皆在心部；冢宰⑤之脉皆在肺部；将帅外官之脉皆在肝部；富豪贫穷之脉皆在脾部；寿征子嗣妻妾奴仆之脉皆在肾部。五脏之脉大概如此，六腑之脉再略言之。经以胃为仓廪之官，则田舍丘壑可推也；小肠为受盛之官，则基业成守可推也；胆为决断之官，则果毅威权可推也；大肠为传道之官，则降调升擢可推也；三膲为决渎之官，则风尘经营可推也；膀胱为州都之官，则出入谋略可

①　妖：不祥。
②　美璋美瓦：此指男胎女胎。璋，古代一种美玉，指代男孩；瓦，古代泥土烧制的纺锤，指代女孩。
③　寒毡：指代清苦的读书人。
④　冷曹：指代闲官。
⑤　冢宰：周官名，为六卿之首，亦称太宰。

推也。至若大贵大显、极久极远者，纯阳脉可推也；至贫至贱、最孤最苦者，纯阴脉可推也；早盛而晚衰者，多阳少阴脉可推也；幼年困苦而晚景荣华，多阴少阳脉可推也；中年适意，三阳脉可推也；中年狼狈，三阴脉可推也。三阴三阳脉互交错，所谓反阴反阳皆主不吉之象。至六脉平和，诸事皆利；六脉偏①窒，诸事皆迍②；六脉休囚③，皆主肃杀；六脉旺相④，皆主发扬。审阴别阳，类如是矣。

其不出河洛理数何也？《河图》以十为数，《洛书》以九为数。有生有克，有"天一生水，地六成之""戴九履一，左三右七"之论。常人脉息亦有五十足动，亦有四十五动。五十足动者，河图数也；四十五动者，洛书数也。经云："一日一夜五十营……所谓五十营者，五脏皆受气……持其脉口，数其至也。五十动而不一代者，五脏皆受气；四十动一代者，一脏无气；三十动一代者，二脏无气；二十动一代者，三脏无气；十动一代者，四脏无气；不满十动一代者，五脏无气。⑤"脉之病否，大率以此参之也。

又须逐部参看：心脉自十一、十六、二十一、二十

① 偏：假借为"遍"，普通。
② 迍（zhūn 谆）：困顿，境地艰难。
③ 休囚：失时。
④ 旺相：得时。
⑤ 一日一夜……五脏无气：语见《灵枢·根结》。

六、三十一、三十六以至四十一至，皆主不吉。心乃火部，而得水脉不无刑克也。即十一至论，以二五除之，尚余一动，一乃水之生数；以一五除之，尚余六动，六乃水之成数。生成之数皆水，故火得水而灭也。肺脉自十二、十七、二十二、二十七、三十二、三十七以至四十二至，皆属不吉。肺乃金部，而得火脉自然犯克。即十二至而论，以二五除之，尚余二动，以一五除之尚余七动，二乃火之生数，七乃火之成数，生成之数皆火，故金得火而缺也。肝脉自十四、十九、二十四、二十九、三十四、三十九以至四十四至，皆主废脉。肝乃木部，得金脉而克。即十四至而论，以二五除之，尚余四动，四乃金之生数；以一五除之，尚余九动，九乃金之成数。生成之数皆金，故木得金而克也。脾脉自十三、十八、二十三、二十八、三十三、三十八以至四十三至，皆主败脉。脾乃土部，得肝木而克也。即十三至而论，以二五除之，尚余三动，三乃木之生数；以一五除之，尚余八动，八乃木之成数。生成之数皆木，故木克土也。肾脉自十五、二十、二十五、三十、三十五、四十以至四十五至，皆主凶象。肾乃水部，得土而掩。即十五至而论，以二五除之，尚余五动，五乃土之生数；以一①五除之，尚余十动，十乃土之成数。生成之数皆土，故水得土而克也。余至以类推之。相生之脉

---

① 一：原作“十”，据前后文改。

亦须审辨，如肝得一六之脉，心得三八之脉，脾得二七之脉，肺得五十之脉，肾得四九之脉，余至亦以类推之。相生之脉如此，相克之脉如彼，生克了然，则人之寿夭穷通，吉凶祸福，无不悉备焉。

至于断休咎而定吉凶，又在人之机巧灵变。按时而诊，定息而断，当以平旦为始，至薄暮而止，或自子至寅，以平旦为期，故经有："诊法常以平旦，阴气未动，阳气未败，饮食未进，经脉未盛，络脉调匀，气血未乱，故乃可诊有过之脉①"等论。下手自寸、关、尺三部，浮中、沉、九候，以及三指、六指、九指，并要按其天时、岁令、尺寸反、阴阳交以及反关、覆溢、鬼贼诸脉。不得以反关脉而妄作贱脉，覆溢脉而误作夭脉，贼邪脉而认作纯阳脉，岁令脉而认作纯阴脉，尺寸反脉而认作反阴反阳脉，阴阳交脉而认作三阴三阳脉。肥人细实脉而认作六阴脉，瘦人长大脉而认作六阳脉。老人濡缓脉而认作一息四至脉，幼人数急脉而认作六数七极脉。长人脉长而认作寿脉，矮人脉短而认作夭脉。性急脉急而认作有余脉，性缓脉缓而认作不及脉。上部无脉而认作死脉，下部有脉而认作生脉。气血衰则脉衰而认作败脉，谷气盛则脉盛而认作旺脉。阴搏阳别脉而认作高章②卑惵③脉，神定脉而认作人

---

① 诊法常以……有过之脉：语见《素问·脉要精微论》。
② 高章：寸口卫气盛名曰高，营气盛名曰章。
③ 卑惵（dié 叠）：寸口营气弱名曰卑，卫气弱名曰惵。

迎气口脉。心脉钩而认作鹊啄脉，肾脉石而认作弹石脉，肺脉毛而认作悬绝脉，脾脉代而认作歇止①脉。反看脉而认作正看脉，仄看脉而认作对看脉，彻底看脉而认作平看脉。来疾去迟脉而认作孤阳不守脉，来盛去衰脉而认作阳旺阴消脉。喘脉而认作数脉，坚脉而认作牢脉，鼓脉而认作革脉，疏脉而认作濡脉，关脉而认作沉脉，格脉而认作伏脉。肺与大肠为表里而认作父母妻子之脉，脾与胃为表里而又认作田宅财帛之脉。滑脉属表而认作纯阳脉，滑脉流利而认作富贵之脉。

脉之相类，务要审辨，脉之生死，更要推详。如《素问》："脉至而搏，血衄身热者死，脉来悬钩浮为常脉。脉至如喘，名曰暴厥。暴厥者，不知与人言。脉至如数，使人暴惊，三四日自已。脉至浮合，浮合如数，一息十至以上，是经气予不足也，微见九十日死；脉至如火薪然，是心精之予夺也，草干而死；脉至如散叶，是肝气予虚也，木叶落而死；脉至如省客，省客者，脉塞而鼓，是肾气予不足也，悬去枣华而死；脉至如丸泥，是胃精予不足也，榆荚落而死；脉至如横格，是胆气予不足也，禾熟而死；脉至如弦缕，是胞精予不足也，病善言，下霜而死，不言可治；脉至如交漆，交漆者，左右傍至也，微见三十日死；脉至如涌泉，浮鼓肌中，太阳气予不足也，少气味，

---

① 止：原作"指"，据文义改。

韭英而死；脉至如颓土之状，按之不得，是肌气予不足也，五色先见，黑白垒发死；脉至如悬雍，悬雍者，浮揣切之益大，是十二俞之予不足也，水凝而死；脉至如偃刀，偃刀者，浮之小急，按之坚大急，五脏菀熟，寒热独并于肾也，如此其人不得坐，立春而死；脉至如丸滑不直手，不直手者，按之不可得也，是大肠气予不足也，枣叶生而死；脉至如华者，令人善恐，不欲坐卧，行立常听，是小肠气予不足也，季秋而死①"等脉。再合之河洛理数、阴阳五行、生克变化，沉潜讨究，然后可以尽。太素之详细也夫！

---

① 脉至而搏……季秋而死：语见《素问·大奇论》。熟，据文义当作"热"。浮合，浮波之合，后以前催，泛泛无常；数，频数；微，始；颓土，废土；偃刀，仰面倒放的刀；直，当。

相生脉之图

　　凡诊相生之脉，如心得三八生成木数，
肝得一六生成水数，肺得五十生成土数，
肾得四九生成金数，脾得二七生成火数，
皆是生脉。

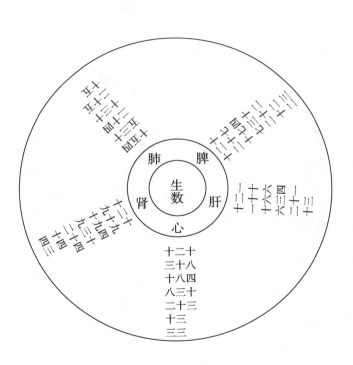

相克脉之图

凡诊相克之脉，如心得一六生成水数，肝得四九生成金数，肺得二七生成火数，脾得三八生成木数，肾得五十生成土数，皆是死脉。

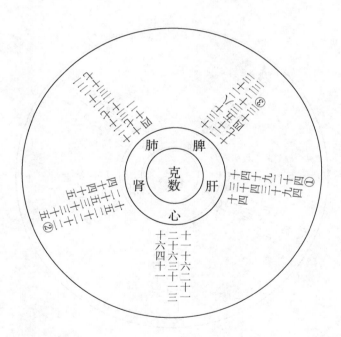

河　图

天一生水，地六成之；

地二生火，天七成之；

天三生木，地八成之；

地四生金，天九成之；

天五生土，地十成之。

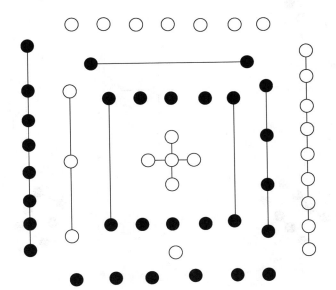

洛　书

戴九履一
左三右七
二四为肩
六八通足

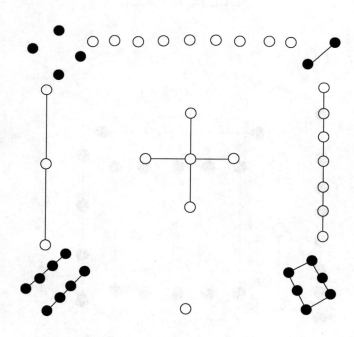

十二官之图

《灵兰秘典论》独脾胃两官合一官，《刺法补遗》篇以脾为谏议之官，《类经》注内亦有谏议之称，故列此图以正错简。

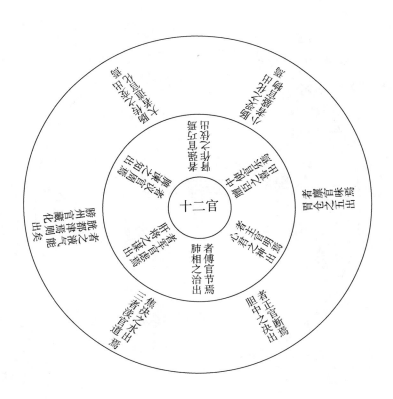

注气血之图

注气血歌
子胆丑肝寅时肺，卯时大肠辰时胃，
巳脾午心未小肠，申时膀胱酉肾记，
更有戌时包经络，亥时三膲注血气。

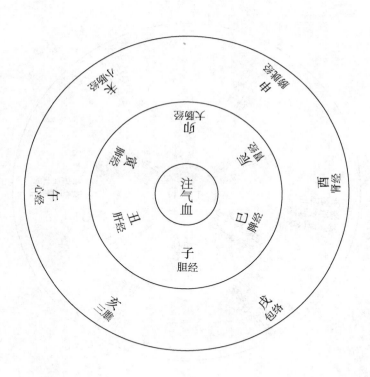

卷之三^①

医　说

医之为学创自轩岐，所以保安斯民也，而岂以困厄斯民哉？然而人之受其困厄者，何也？良以良医不世出^②，而庸医多以庸见误之也。夫医寄死生，任莫大焉。尝闻谚云："家计凉薄，何不习医？"斯言谬矣！独不念人命为至大，而只藉此以谋生，往往误人，良可慨也！故凡学医者慎勿以医为雕虫小技，即童而习之，至皓首穷经^③，尚有不得其奥妙者。盖古今医书汗牛充栋，不得其门而入，致有望洋之叹。多有宗乎此而失乎彼，宗乎彼而失乎此者，总之不得其传也。若果得其传，则学有学之次第，读有读之法则，而其学法、读法与业儒者无以异也。业儒之始，始于小学；业医之始，始于阶梯。阶梯命名无非行远自迩，登高自卑之意。不过从大部书中采取精华，著为提纲，总旨可以为初学之入门也。余不揣谫陋，因著《医学阶梯》四卷，分篇别类，少有头绪，不知庸耶良耶。

---

① 三：原作"二"，据辛亥本改。
② 世出：应时出现。
③ 皓首穷经：直到年老白头还在钻研经籍。形容勤勉好学，至老不倦。

业医根柢论

医之为道，讵不难哉？然其最难者，尤在入门时。盖入门正则始终皆正而可以生人，入门错则始终皆错而必至杀人。生人杀人总基之于入门时也。业医者顾可忽乎哉？奈何今人业医，当其入门时仅有取于《医方捷径》《明医指掌》《活人书》《珍珠囊》《万病回春》等类。凡书之作，原以取义，非以取名，彼不察乎此，而徒曰名为"捷径"，可以不劳而获矣；名为"指掌"，可以了然而得矣；名为"活人""珍珠""回春"，可以救厄无疑，手到病痊矣。嗟乎！其名则是，而其义则何如耶？不识其义而徒务其名，则入门错矣，又何怪乎杀人者之多耶！是不得不为业医者告之以正。

昔遵师训，业医之法有六：一曰药性，二曰汤方，三曰经络，四曰脉息，五曰运气，六曰伤寒。此医之六法与兵法适相等也。兵家须识兵性，医家须识药性；兵家编成队伍，医家炼就汤头；兵家须明路径，医家须明经络；兵家遣卒探贼，医家伸手按脉；兵家参纂奇遁，医家参明运气；兵家要知有劲敌，医家要知有伤寒。兵法识此六者可以制胜，医法识此六者可以疗病。理有固然，不能易也。

欲明六法，须善读书。积书充栋不能悉数，《内经》《灵》《素》，医书之祖也，张、李、朱、刘犹之《学》《庸》《论》《孟》也。医不明《内经》之义蕴与张、李、朱、刘之奥旨，岂业儒者可置四书六经于不问乎？且《明医杂著》有言："或问仲景、东垣、河间、丹溪诸书孰优？学之宜何主？曰：宜专主《内经》而博观乎四子，斯无弊矣。四子之书如《学》《庸》《论》《孟》，为六经阶梯，不可缺一者也。①"由此观之，遵《内经》，学乃有本，取"阶梯"不为无因也。况六经②之中本《灵》《素》者尚多。

脉学本于《脉要精微》《三部九候》《平人气象》等论，继之以《脉经》《脉诀》《脉引》《脉影图说》《诊家枢要》《濒湖脉学》《平脉准绳》。运气本于《天元纪》《五运行》《六微旨》《五常政》《六元政纪》等篇，又继之以《运气易览》《运气类注》《运气全书》。经络本于《九针十二原》《小针解》《经脉》诸篇，继之以《十四经发挥》《铜人明堂图》《甲乙针经》《内照手捡图》。伤寒亦本于《热病论》《评热病论》二篇，继之以《伤寒论》《条辨》《尚论篇》《后条辨》③《伤寒论翼》之类。药性亦本于《素问》。汤方亦本于《灵枢》。盖古人论药识性，今人论药纪功。药之形色气味、升降浮沉，各有阴阳五行之理，出自《素问》，可参也。古之置方配奇匹偶，今之定方参差错综。岐伯云：汗不宜奇，下不宜偶，出自《灵

---

① 或问仲景……缺一者也：语见《名医杂著》卷一《医论》。
② 经：原作"则"，据前后文改。
③ 后条辨：即程应旄《伤寒论后条辨》之简称。

枢》，可考也。药性再宗之以《本草纲目》《本草经疏》，汤方亦遵之以《医方集解》《千金方》《准绳·类方》《十六种良方》，则汤方、药性、脉理、经络、运气、伤寒，曷尝不种种有本乎。其余《类经》《医案》《准绳》《十六种》《医学纲目》《十书》《原病式》《宣明论》《纂要》《附余》《儒门事亲》《医门法律》《千金翼》《医宗正眼》等书，又何可缺一哉！

大凡初学当依次序而行，先习阶梯然后观诸大部，则无舛错凌躐①之虞，此入门法也。读书须要彻前彻后，凡例、序文、跋引、篇目、章旨一一体认，毋得以词句为工，强诵为事，此诵读法也。看书又要取言中之意与言外之旨，引而伸之，触类而长之，不以文词而害其意旨，则涵泳既久，自然有得，此会晤法也。

予之编辑著述，岂敢放言高论以自炫其长欤？盖远本经书，近述师训，而于理之浅深，道之原委，昭示详明，井然不紊，使后起者胥②归于正而不入于邪，此则予之志也。知我罪我，固所不恤③。

仲崖婆心觉世④，直指所得以示人，以明书之不可不

---

① 凌躐（liè 列）：超出寻常顺序。
② 胥：皆。
③ 固所不恤：本来就不顾及的。
④ 觉世：意为启发世人觉悟。

读也。然世固有徒读兵书而坑卒长平①者。霍嫖姚②、岳武穆③皆谓用兵之妙不在学古兵法，信斯言也书不几废乎？吾观大匠诲人必使引绳削墨④，确有规矩可寻。至于运斤成风⑤，往往徐俟其自领，若遽离法语巧，则尺寸龃龉⑥而不合矣。无本之学岂可以训哉？

本草总论

《本草》始于神农，世多失考，后固有《图经本草》《大观本草》《蒙筌本草》⑦，元始必读诸《本草》而注释，《本草》考订药品颇甚详细，但不若《本草纲目》更明且备也。始以《本经》为纲，继以《别录》为目，又著之以发明，辑之以附方，考订诸本草，穷究诸药物，重者删之，缺者补之，而分部编类，条条有法。自《本经》三百六十五种而始，以至一千八百九十二种而止，其分为十六部，编为五十二卷，增药五百余种，辑方一万余零，通称时珍本草，为万世不朽之书。但今人畏难苟安，反云《纲

---

① 坑卒长平：战国时，秦白起曾大败赵赵括，坑杀赵降卒四十余万于长平。此喻指打败仗。

② 霍嫖姚：指西汉抗击匈名将霍去病，以其受封嫖姚校尉，故名。

③ 岳武穆：即岳飞。武穆为其谥号。

④ 引绳削墨：指木工弹拉墨线后据以锯削。比喻恪守成法。

⑤ 运斤成风：谓挥斧成风声。形容技术的高妙。

⑥ 龃龉（jǔyǔ 举雨）：上下牙齿对不齐。比喻意见不和。

⑦ 蒙筌本草：即《本草蒙筌》。

目》① 书繁，不免望洋而叹，不知李子时珍著解《本草》原非好为博观自炫于世。凡考药品各有门类，如草木果菜谷部，但逐渐参考，久则诸性可自识也。如鳞介兽虫禽部，考订采摘不过有数几种，而金石部用者更有限也。至火土水人部，变②阴阳而全五行，其用微妙，然亦载在《纲目》，不待远索也。且万物非生于阴即产于阳，不成于五行之生即败于五行之克，而况一草一木，岂不尽阴阳五行之理。先将本草统论大纲，而后药性详解，请再参焉。

药性论

药性之理大矣哉！夫药也者，原为疗疾，不知其性则病者反为药误矣。然尝药辨性创自《神农本草》，后之《本草》习而蜂起。宗《神农本草》者百无一二，宗姓氏本草者十有八九。赖明李子时珍汇集《本草》一部，以《神农本草》列之于纲，是为《本经》，又以诸大名贤药品列之于目是为《别录》，引之以姓氏，注之以发明，而药之气味功性、升降浮沉之理始备。后人不察，喜简厌繁，尽藉《医方捷径》《珍珠囊》等书，以为药性浅近，而不知《纲目》注释亦非深远。

予尝细检《本草》，纂集要药二百余种，虽间附以己意而实则原本《纲目》，阐发其性而著明其功。诠次之法，

---

① 纲目：《本草纲目》之简称，本节下同。
② 变：据文义当作"辨"。

则以气药而连肺药，血药而连心药，补肝药而连平肝药，补脾药而连燥脾药，补肾药而连暖肾药，消导药而连克伐药，疏散药而连发表药，清火药而连泻火药，导火药而连益火药，分水药而连利水药，收药而连涩药，退药而连脱药，坚药而连固药。条条汇纂，一一分析，庶用者有所稽考可寻，不致误投也。

按：人参补气而益元，其性中和；萎蕤补气而益表，其性平润；黄芪固表而益肺，其性冲和；沙参益肺而清金，其性清润；百合补肺而宁嗽，其性清敛；白及补肺窍而疗痈痿，其性粘涩；紫菀清肺而疗嗽血，其性清疏；旋覆花疏肺而定喘，除噎而疗嗽痰，其性疏滑；天门冬清肺宁嗽而止血，其性润滑；麦门冬润肺清金宁嗽而止渴，其性滋润；五味子敛神、敛汗、敛嗽而滋水，其性收敛；杏仁治喘、治嗽、治气秘，其性润散；百部疗痈痿而杀寸白①，其性清润；贝母舒郁而疗痰嗽，其性疏利；桔梗疏肺疗嗽而利咽膈，其性散利；郁李仁定喘而泻肺实，其性润降；葶苈泻肺实而疗痈痿、喘嗽，其性急削；海石清肺火而化老痰，其性润利；苏子定喘而疗痰嗽，其性降削；白芥子降气定喘而消痰结，其性降利；桑白皮泻肺实而疗喘嗽，其性霸烈；瓜蒌仁清肺定喘而宁嗽，其性清润；前胡疏肺消痰而散表，其性疏散；白前疏肺宁嗽而消痰，其

---

① 寸白：寸白虫。

性疏利；半夏益肺而益脾，燥湿而燥痰，其性燥利；南星疏肺而下风痰，其性燥烈；胆星清肺降火降气而下风拥之痰，其性清利；牛蒡子下气定喘而亦疏风拥之痰，其性降厉；牛黄治卒暴僵仆而下风痰喘急，其性峻厉；枳壳降气消痰宽胸宽膈而泻肺实，其性利削；马兜铃泄肺而定喘，其性降下；橘红理气消痰而利膈，其性宽顺；沉香降气而利膈，其性沉降；郁金舒郁结而止吐血，其性舒利；香附子舒郁而下气，其性涩滞；木香调诸气而泄气，其性利降；砂仁快气而止吐泻，其性克削；乌药顺气而散结，其性和平；丁香快气而止呕，其性温和；苏梗理气而宽中，其性疏通；莱菔子解胀而下气，其性消克；大腹皮解胀宽腹而下气，其性疏利；草豆蔻治胃气而止呕，其性芳烈；白豆蔻快膈而疗噎，其性芳燥；益智仁快气而缩小便，其性亦芳燥。此以气药而连肺药也。

当归调荣而养血，其性润滑；川芎益荣而抑卫，其性走散；抚芎①益血调荣而定经络之痛，其性行活；芍药理荣而调卫，其性清敛；生地黄清热而凉血，其性宣通；熟地黄养血而滋水，其性浓腻；丹参调经而通闭，去旧而生新，其性通活；丹皮泻火凉血而滋阴，其性清抑；鹿角胶益血而补火，其性浓厚；阿胶止血安胎而定喘，其性浓固；益母膏调经而养血，其性滋润；益母草益荣而益卫，

---

① 抚芎：川芎之别名。

其性平益；玄胡索破血通经而治胃气，其性猛峻；五灵脂行死血而逐生瘀，其性峻削；苏木逐恶露而疗血块，其性暴烈；桃仁下蓄血而清瘀，其性润削；红花通经而疗月闭，其性通利；蒲黄行积血而治癥块，其性骤削；泽兰叶行血而逐瘀，其性通利；三七止血而疗金疮，其性粘腻；辰砂镇心而定神，其性沉重；琥珀安魂定魄而利水，其性粘涩；石菖蒲安神而通窍，其性燥烈；柏子仁养心抑火而安神，其性平润；远志宁智安神而疗痈痛，其性通达；酸枣仁养心益胆而敛汗，其性收敛；茯神安神而通心，其性平益。此以血药而连心药也。

枸杞壮阳而明目，暖水而益火，其性滋润；菟丝益精而益肾，暖水而壮火，其性粘涩；苁蓉补火而暖水，滋血而润肠，其性浓润；巴戟补肾而滋水，益火而壮阳，其性坚暖；仙茅兴阳而助火，其性燥烈；海肾益肾而补火，起阴而兴阳，其性灵活；葫芦巴补火益肾而疗疝，其性暖壮；补骨脂补火而生土，益肾而止黎泄，其性芳燥；杜仲益肾壮腰而止腰痛，其性涩固；续断续腰胁而接带脉，补水脏而益血分，其性粘固；覆盆子补肾益精，其性平涩；金樱子益肾而益精，其性敛涩；牡蛎益肾而益精，敛神敛汗，其性收涩①；龙骨敛神而治梦泄，通离位而达坎宫，其性敛涩；秋石泻火而滋水，益肾而补真阴，其性滋益；

---

① 收涩：辛亥本此后有"龟板滋阴而降火，其性沉降"，为双行小字。

沙苑蒺藜补肾而益精，滋水而解渴，其性宣通。此以补肾药而连暖肾药也。

白术补脾胃而燥湿，止呕泻而消胀痰，其性燥缓；苍术燥土而利湿，益里而发表，其性燥烈；茯苓补脾胃而益气分，入水脏而通治诸淋，其性淡渗；苡仁益脾胃而兼益肺，利水消肿而兼治痈痿，其性利益；山药健脾开胃而止泻，其性粘涩；扁豆补脾胃止泻，利水而清暑，其性平益；黄精补土而益母，祛病而疗饥，其性平和；甘草补脾胃而和中，调诸药而解毒，其性和缓①。此以补脾药而连燥脾药也。

乌贼骨益肝而养血，泻火而滋阴，其性清利；鳆鱼汁利肠中及伤肝，其性清润；鳖甲益肝而凉血，泻火而滋阴，其性清益②；山茱萸益肝而益肾，其性敛益；陈皮补中而补肝，理气而调气，其性快利；青皮伐肝而平气，兼疗胁痛，其性克削；白芍平肝而泻火，养血而益阴，其性滋敛；木瓜疏肝而克食，其性宣通；柴胡发表而兼达木郁，其性疏散；龙胆草泻肝火而疗目疾，其性清削；羚羊角泻肝清热而疗痫病，其性刮削；牛膝补肝而益肾，强膝而舒筋，其性走下；钩藤泻肝而疏风热，其性清散。此以补肝药而连泻肝药也。

---

① 和缓：辛亥本此后有"芡实健脾而涩精，其性收敛"，部分双行小字。

② 清益：辛亥本此后有"芦如补肝而疗血枯，其性粘敛"，为双行小字。

朴硝消瘀化胎行滞而倾销五金八石，其性腐酿；大黄泻火行瘀而消滞，其性猛烈；枳实消积而消滞，荡肠而涤胃，其性冲倒；厚朴涤滞而解胀，荡积而宽肠，其性消削；槟榔解瘴而下气快肠，消积而疗疟，其性快利；代赭石消痞硬而除噫气，其性坠削；神曲消面食而化滞，其性曲酿；麦芽消谷食而消积，其性甘酿；山楂消肉食而行瘀，其性坚化；山棱消滞而化积，其性克削；莪术消积滞而消痞块，其性坚削；常山截疟消痞而探吐，其性勇暴。此以消导药而连克伐药也。

麻黄开肺窍定喘，疏表而发汗，其性直透；桂枝调荣卫而解肌，其性斜行；防风散风而发表，其性拨乱；紫苏发表而疏风，其性轻散；羌活散八风而治百节疼痛，其性纵横；独活去风而疗湿，其性下走；荆芥散风而治疥疹，其性疏通；薄荷清风热而疏散，其性清散；秦艽散风去湿而利水，又治肢节之疼痛，其性疏散；天麻疏风而疗眩晕，其性疏润；菊花疏风而明目，其性平和；藁本疗头风而治巅顶之痛，其性峻削①；蔓荆疏风而治偏头痛，其性浮散；白蒺藜去风而明目，其性疏散；细辛治少阴而散寒，其性走散；豨莶除风湿而治偏废，其性平益；藿香正气温中而止呕吐，其性疏和；防己去湿而利水，其性沉降；葛根疏风疗渴而解肌热，其性清解；升麻散风邪而升

---

① 峻削：辛亥本此后有"辛夷止鼻渊而泻胆火，其性疏利"，部分双行小字。

清气，其性上窜；香薷疏表而清暑气，其性走散；白芷疏表而治风疥，其性清散；昆布泻火而疗瘿瘤，其性清散；海带清热散肿消瘿，其性清发；夏枯草疗瘰疬而败毒，其性散削。此以疏散药而连发表药也。

黄连泻心火而解毒，厚肠胃而疗痢，其性宣燥；黄芩泻火而清热，安胎而凉大肠，其性清利；知母润肺而止烦渴，抑相火而泻无根，其性滋润；黄柏泻相火而清湿热，疗诸疮而止疼，其性清燥；栀子解烦而泻火，其性曲屈；元参泻火而滋水，利咽痛而益肾，其性冷利；石膏泻火清热而止渴，解躁而解肌热，其性清散；犀角泻心火而清邪热，止吐衄而解躁烦，其性降削；胡黄连泻火而清热，疗肠风而疗疮痔，其性清润；地榆泻火清热而止便红，其性沉利；槐子泻火清热亦治肠风便血，其性清抑；苦参泻火清热而解毒，其性清散；秦皮泻火清热而疗下痢，其性收涩；白头翁泻火清热而疗热痢下重，其性清散；射干泻火清热而疗咽闭，其性猛利；山豆根泻火清热而疗咽喉肿痛，其性疏利；天花粉泻火清热而解烦渴，其性清润；石斛泻胃经邪火，益肾肝真脏，其性平和；银柴胡益阴清热而疗骨蒸，其性滋益；地骨皮退热除蒸而清火热，其性清敛；青蒿清热泻火而除骨蒸，其性清散；连翘清热泻火解毒而疗疮疹，其性清润；金银花泻火清热，滋阴而凉血解毒，其性滋益。此以清火药而连泻火药也。

附子补火而消阴翳，回阳而救厥逆，其性沉重；肉桂补火驱寒而助龙雷，其性横行；干姜暖脾而暖胃，去秽恶而温中，其性横散；良姜暖中而去沉寒痼冷，其性壮烈；吴茱萸疗中寒而痛绝，治吐泻而阴寒，其性燥烈①；硫磺补真火而益命门，暖丹田而暖中宫，其性宣燥。此以导火药而连益火药也。

猪苓利水而少益，泻火而多能，其性淡渗；泽泻利水而入水脏，泻留垢而泻胞中，其性清利②；木通泻丙火③而利水，其性流通；滑石泻六腑水道，清热淋而兼去邪火暑气，其性沉重；车前催胎明目而亦利水，其性冷利；赤茯苓泻火而利水，其性益利；草薢泻火而治淋痛，其性滑利；茵陈利水而清湿热，泻火而治疸黄，其性疏利。此以分水药而连利水药也。

诃子发音声而治脱肛，其性燥涩；粟壳治肠脱而止久痢，其性猛涩；赤石脂治久痢而疗大肠虚脱，其性收涩④；禹余粮止久痢而益肠脱，其性敛涩；肉果治脾肾之久泻，其性芳涩。此以收药而连涩药也。

蝉蜕退云翳而明目，其性疏脱；木贼草退目翳，其性散脱；夜明砂去障翳，其性滑脱；谷精草疗昏障而清目，其性浮脱。此以退药而连脱药也。

---

① 燥烈：辛亥本此后有"艾叶安胎而暖肾，其性温燥"，为双行小字。

② 清利：辛亥本此后有"萹蓄利水而止淋痛，其性润下；瞿麦利水而亦止淋痛，其性亦润下"，部分双行小字。

③ 丙火：此指小肠火。

④ 收涩：辛亥本此后有"石决明去障翳而明目，其性疏散"。

五加皮坚筋骨而去风湿，其性疏散；虎胫骨入骨搜风而疗痛痹，其性坚固；何首乌补肾益阴而乌黑须发，其性敛涩；女贞实益肾而补元，其性固益；紫河车大补气血而益真元，其性浓固。此以坚药而连固药也。

至于功性既明而气味形色各有轻清重浊之不同，则又有因乎其色，因乎其味，因乎其气之用。凡药色黄、味甘、气香，属土入脾；色白、味辛、气腥，属金入肺；色黑、味咸、气腐，属水入肾①。此五色、五味、五气之义也。凡药酸者能涩、能收，苦者能泻、能燥、能坚，甘者能缓、能和、能满，辛者能润、能横行，咸者能下、能软坚，淡者能利窍、能渗泄。又云辛能散结，苦能泄满，酸能收敛，咸能软坚，甘能满中，此五味之用也。盖凡酸苦辛咸甘，味也；寒热温凉，气也；青黄赤白黑，色也。此皆用药之要，而施之不可爽其分者也。又如为枝者达四肢，为皮者达皮肤，为心、为干者内行脏腑。质之轻者上入心、肺，重者下入肝、肾，中空者发散，内实者攻里，枯燥者入气分，润泽者入血分，此又上下内外，各以其类相从也。余因论药性而兼及此，其气味则别为图，以供指掌云。

---

① 入肾：辛亥本此后有"色赤、味苦、气焦，属火入心；色青、味酸、气臊，属木入肝"，为双行小字。

肺经气药补泻气味之图

经云：肺若气上逆。又云：肺咳之状咳而喘息有音，甚则唾血。凡疗肺病，喘咳俱多，非保肺、抑肺、温肺、清肺，即固气、理气、平气顺气。凡凉肺破气之品，慎勿轻用

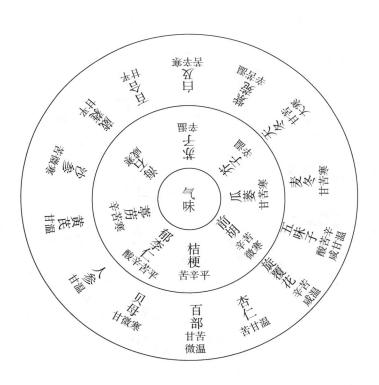

肺经气药补泻气味之图

经云：肺应皮。又云：肺主皮毛。故肺气一败皮毛先绝。凡治肺家须固气为主，纵然疏降清润，不过暂用。前图未尽，故再列于此。

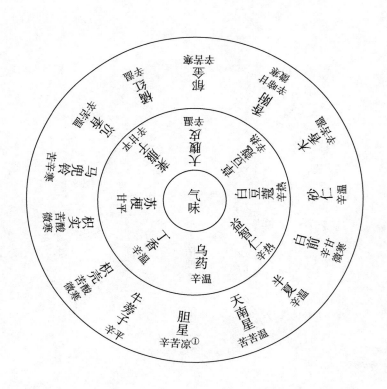

---

① 凉：原作"湿"，据前后文义改。

心经血药补泻气味之图

经云：味厚者为阴之阳。又云：形不足者温之以气。则知血药乃有形有味之物。古以芎、归、芍、地取名四物汤者，则有形象可知也。但血药亦有味浓气薄者，亦有味薄气浓者，亦有血中气药者，亦有气中血药者。种种气味比类而推。

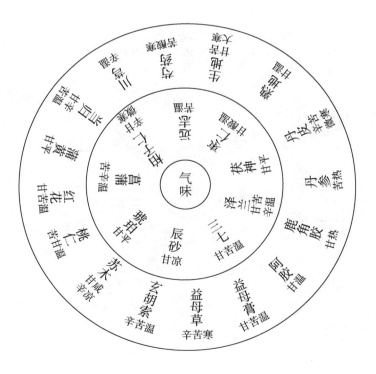

肾经补益气味之图

经云：精不足者补之以味。肾藏精即坎宫之水，所谓天一生水，故孙真人又有补脾不若补肾之说。但补肾之药须取其温厚和平，慎不可用炽烈壮热之物，所谓"壮火之气衰，少火之气壮"，良有是理。

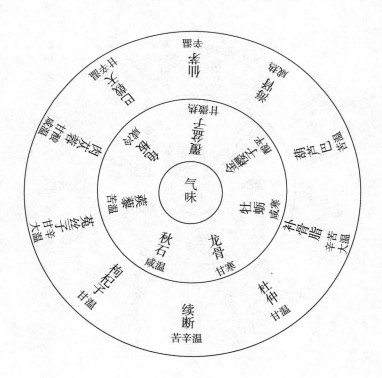

脾经补益气味之图

经云：土为万物母。母得其养则四脏皆华而百病不生，许学士云：补肾不若补脾。谓先天难以滋补，而后天容易培植也。补脾之药并无壮烈亢盛之品，惟甘淡之味、温平之气而已。

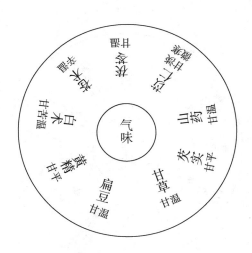

肝经补泻气味之图

经云：乌贼骨鳆鱼汁—芦茹利肠中及伤肝也。东垣云：肝虚者，陈皮生姜之类补之。则知肝无补法之言谬矣。盖肝实宜泻，肝虚宜补。岂有一概平肝、伐肝之理乎！

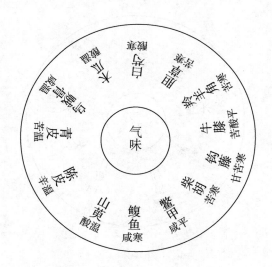

利水药气味之图

经云：膀胱不利为癃。王宇泰云：治湿不利小便非其治也。凡利湿热与清火利小便，皆所谓不泻丁火而泻丙火之义也。大抵利药多用甘寒淡渗之品，取淡能利穷，然未免走泄真气。古人固有车前子虽利小便而不走气与茯苓同功之论，则知诸利药俱无补益也。至泽泻利水而六味汤丸用之者，不过行地黄之滞，而引诸药归就水脏，亦非补阴不足之谓也。

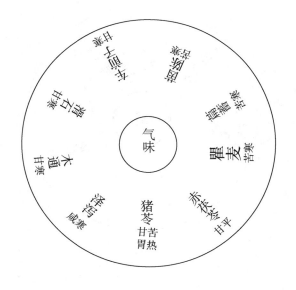

涩药气味之图

凡诸涩药，辛甘苦温者
亦多，不但酸寒之药为
涩药也。此又功验性验，
不可概以五味四气论者。

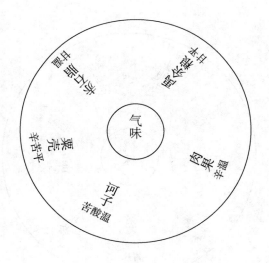

清凉药气味之图

经云：用寒远寒。又云：火不可以水灭，药不可以寒攻。凡寒凉之药皆禀秋冬之气所生，纵有产于春夏者亦是清凉之品，用当辨其大苦大寒、微苦微寒以及辛甘酸咸诸寒，庶不致有阴埋之患。

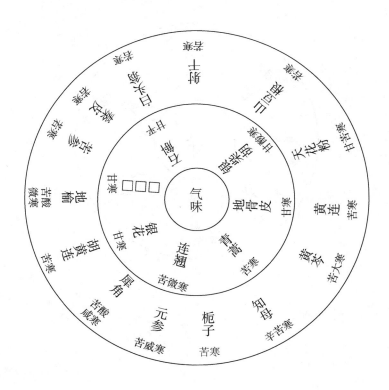

温热药气味之图

经云：用热远热。又云：壮火食气，
少火生气。甚言热药燥烈也。故王
好古云：服附子补火必防涸水。凡
用温热之药当对症而施，中病而止，
庶不致有亢则害之患。

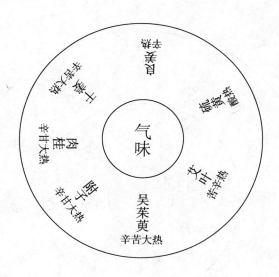

消药气味之图

经云：下不宜偶。甚言泻药之霸道也。

凡消克之药大半苦温，行泻之药一派苦

寒。非特性之霸烈，功之峻厉，苦寒亦

忌伤脾，苦温亦防损气，乌可不慎出！

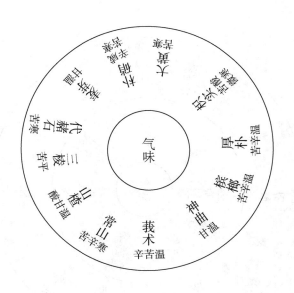

表药气味之图

经云：汗不宜奇。又云：辛甘发散为阳。甚言辛能散人真气。不但麻黄之辛热，桂枝之辛温，凡疏风实表皆辛散之品，用者慎之！

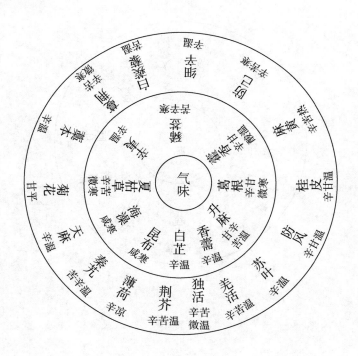

脱药气味之图

凡诸脱药亦不在气味，如
木贼草之擦铜，蝉蜕之褪
壳类，皆性使然。

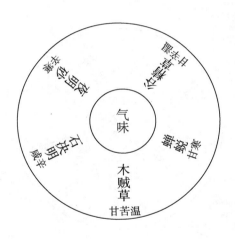

坚固药气味①之图

凡坚固之药因类取用，如虎骨壮骨、河车补形各有物理之感；首乌黑发、女贞补元亦属物性之奇。又非徒以气味言也。

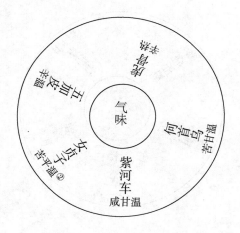

---

① 药气味：原作"气味药"，据前后文乙正。
② 温：疑衍。

偏药论

药以疗其病也，而用药者存乎其人，苟不明寒凉壮热、金石香燥、峻补克伐，孰知中庸之法耶？大凡寒凉则伤胃口，壮热则涸肾水，金石则伤脾土，香燥则助火邪，峻补则壅遏邪气，克伐则耗散真元，如斯等类，可与知者言，难为不知者道也。即如黄柏、知母、黄连、犀角俱寒凉之类，附子、肉桂、吴萸、干姜俱壮热之类，丹砂、石膏、玉屑、金屑俱金石之类，缩砂、木香、豆蔻、半夏俱香燥之类，人参、黄芪、当归、白术俱峻补之类，芒硝、大黄、枳实、槟榔俱克伐之类，故能救死回生者，必不出斯药之范围也。然而施之有法，用之有术，调齐①之道，古人未尝不详且备矣。余每见今人用药非偏于温热即偏于寒凉②，非偏于峻补即偏于克伐，以致无益反损皆由见之偏尔，不得不为业医者正告之也。

僻药论

知药最易，精药则难，而用药则尤难。古人设药原为疗疾，非好异也，是故因病用药，因药用意，有对症而下药者，有用隔二、隔三之法者，有因药配合得宜者，有因方加减得法者，有用古方取验者，有采今方而合局者。间

---

① 调齐：调剂。
② 寒凉：辛亥本此后有"非偏于香燥即偏于金石"，为双行小字。

亦愈用愈奇，要必有得心应手处，岂故为喜新厌常，不与人以测度乎？凡诸日用之药犹之饮食之常，不过取其温厚和平，并不是耳未常闻，目未常见之药。若不闻不见之药，以之邀一时之名犹小，而以之致杀人之害实大。投之于轻病已非其道，而况加之于重病，其何异于执刃而往耶？

良药论

药有功效，审量用之则善矣。古分上、中、下三品，大约以平淡为良。如参、芪、术、草、芎、归、芍、地，语云"果子药尔"，殊不知平淡中亦有不平淡者。人不当补气而用参、芪，反加饱闷；不当养血而用芎、归，多致走散真气；不当健脾而用术、草，不免有制水中满之患；不当滋阴而用芍、地，必致有寒凉脾胃之咎。又如人参消阴，黄芪闭气，白术伤肾，甘草满中，当归滑肠，川芎暴亡，芍药酸收，熟地泥膈，生地寒胃，此所谓平淡中而不平淡者，在于用之得宜耳。阳愈旺，不用参、芪则不致消阴闭气；脾胃兼虚，术、草并用则不致制水中满；脾胃不实，不用当归则不致润滑肠胃；养血不用川芎则不致久服暴亡；中寒新产不轻投芍药则不致酸寒收敛而伐生生之气；胸中饱闷，熟地姜制则不致泥膈；中气虚寒，生地酒洗则不致妨胃。总之，良药种种，功多过少，用者十之七八，不用者十之一二也。昔人有言：薛立斋偏于温补，张子和利于克伐。不识子和一生无补剂成功，立斋一生无攻剂获验乎？药性不明，用之不善，非诬子和即诬立斋，立斋、子和自若①也，奈何重诬药哉？

毒药论

药之为功大矣，药之为害亦不小。夫药原为救人，非为害人，苟不明药有良毒，不且为药饵误乎？昔神农尝药一日遇七十毒，则药之良与不良，厥有旨哉！尝考《本草》"甘草能安和七十二种石，解一千二百草②"，可见金石草木某某无毒，某某有毒也。但其间有本性毒者，有他性而致毒者；有毒药而行良法者，亦有良药而经毒手者。种种确论，良药与毒药曷不类而推之。附子有毒，童便制，未尝壮火食气；黄连有毒，姜汁吴茱萸拌炒，又何尝反从火化；南星有毒，牛胆套之，不止逆流挽舟；半夏有毒，姜汁制之，不见毒之为害也。昔人有以良药饵疾者，亦有以毒药克病者，总在人之善用与不善用尔。如参、芪之类，何曾有毒，设不当服参、芪而误用者，未尝不死。硝、黄之类未曾无毒，设垂死当用硝、黄者，又何尝不生？即此两说，良药中久服损寿、毒药中多服延年，固亦有之矣。大凡知药，无论小毒、大毒，有毒、无毒，在辨法与用法而已，不得概言有毒弃而不用，亦不得因其毒而

---

① 自若：依然如故。
② 甘草能安……千二百草：语见《名医别录》。

故用之。中庸之法难得也，中庸之道难言矣夫！

大药论

古之大药，所谓上池水也，可以疗疾，可以延年。今之大药，所谓刀圭匕①也，可以生人，可以杀人。予每检本草"人参无毒，附子有毒，芒硝轻身耐老，大黄不饥延年"如斯之类，余并存其说。工医者，非精于药性，即善于用法。有时人参分许尚不可用，有时数钱至数两者；有时附子分许以至钱许，有时钱许以至两许者；有时黄连分余乃至钱余者，有时石膏数钱乃至数两者；有时麻黄止许三五分者，有时桂枝竟用三五钱者，有时肉桂竟用一二钱者，有时干姜竟有②三五钱者；有时犀角止用分许、钱许者，有时羚羊角竟用二三钱者；有时沉香止用分许者，有时郁金竟用二三钱者；有时胆星竟用三五钱者，有时牛黄止许一二分者；有时巴豆竟用一二粒者，有时粟壳止许一二分者；有时辰砂止许分许者，有时硫磺竟用两许者；有时龟板膏止许钱许者，有时鹿角胶钱许以至两许者；有时秋石只用匙许者，有时回龙汤③竟动碗许者；有时鳆鱼汁止许数匙者，有时鸡矢醴④许饮数斤者；有时芦茹止许数分者，有时乌贼骨竟用数钱者；有时草果止许分许、钱许

---

① 刀圭匕：量取药物的小器具，此意指药物用量须精准。
② 有：据文义当作"用"。
③ 回龙汤：尿的谑称。
④ 鸡矢醴：古人用以治疗鼓胀的药酒方名。

者，有时肉果竟有数钱、数两者；有时五味子数粒以至数十粒者，有时五倍子数分以至数钱者；有时三七分许以至钱许者，有时红花钱许以至两许者；有时金屑止可分许者，有时琥珀竟用钱许者；有时滑石数钱以至数两者，有时海石分许以至钱许者；有时虻虫、水蛭止许钱许者，有时商陆、牵牛分许者；有时青盐分许以至钱许者，有时仙茅数钱以至数两者；有时海肾一对以至数对者，有时黄精、茯苓数钱、数两、数斤以至数十斤者；有时黑豆数升以至数斗者，有时何首乌不计斤者，有时紫河车一具以至数具者，有时饴糖数钱以至数两者，有时灯心数十寸以至数分者，有时生姜数片、数钱乃至数两者，有时浮麦数勺以至数升者。

大药种种，论其大概。补益不出参、芪，克伐不外硝、黄，温热不出桂、附，寒凉不外芩、连，表汗多用麻、桂，行水间用商、牵，收敛用五味、五倍，软坚用青盐，压惊用金珀，定神用辰砂，补阳用鹿角霜，益阴用龟板膏，降火滋阴用真秋石，返本还元用回龙汤，壮阳用仙茅、海肾，益羸瘦用羊肉、紫河车，道家服食用黄精、茯苓，黑发乌须用料豆、何首乌，抑胃经假火用煅过石膏，补命门真阳用久制硫黄，大毒用去油巴豆，疗休息痢用陈年粟壳，风痰暴壅用陈胆星，痰迷心窍用真牛黄，疗心风用犀角，止癫痫用羚羊角，开胸膈用郁贝，抑有余气用沉木香，益肝用鳆鱼汁，血枯用芦茹，消膨胀用鸡矢醴，疗产劳用乌贼骨，止血用川三七，去恶血用红兰花①，定心用灯心草，建中用白饴糖，止汗用空头小麦，发散用带皮生姜，此其大较也。若乃变而通之，或用或否，攻邪者或藉以存真，守中者或更以却敌，务求有功不致贻害，则在精于方药者自得之，非含毫吮墨②之所能尽也。

生灵药论

古人用药惟在草木果菜诸部上参考，今人用药好在鳞介兽虫诸部上搜寻，曷不从"本草"二字顾名思义耶？且十六部中草木果菜谷，十居七八；鳞介兽虫禽，十中不得一二。鳞部之有龙骨、乌贼鱼之类，介部之有牡蛎、鳆鱼、龟鳖甲之类，兽部之有牛黄、狗宝、虎骨、鹿茸、羚羊、犀角之类，虫部之有水蛭、虻虫、僵蚕、全蝎之类。药中所必须者岂能尽行摈斥，顾一部《本草》取用何穷，虫鱼鸟兽不得已而用者，十常不得一二焉。若使用之日甚，则生灵含冤日深。采之者，非急于死取即急于生摘，如活腐③鹿茸，生削虎掌，计取牛黄、狗宝，硬锯犀角、羚羊，悬掉蟾酥，笼络鸡矢，活捣僵蚕，枯炙全蝎，痛擂蜣螂，枉烹乌贼，闷死蝙蝠，躁杀蜘蛛，苟用水蛭，殃及虻虫，禽兽遭殃，昆虫受害。不惟残物类之生，抑且伤天

---

① 红兰花：即红花。
② 含毫吮墨：喻指三言两语。
③ 腐：原指古代宫刑，此处当为切割之意。

地之和。孙真人云："杀生求生，去生更远。①"生灵之药可不慎诸？况贪夫嗜利，无论禽兽之自死与败死者，一概收取售肆，药或失真，用亦无效，又奚取焉？

药引论

汤之有引如舟之有楫，古人用汤必须置引。如仲景桂枝汤，生姜三两、大枣十二枚与药等分同用，良可取汗。又如东垣补中汤亦用生姜、大枣，并无发汗之说，乃姜、枣少用而力薄，故不致渍形以为汗也。即此两汤类推，汤方不可不慎，药引不可不考。今人用生姜、大枣亦有取验者，亦有不取验者，盖不知姜、枣之分两轻重故也。古今汤方莫尽，药引无穷，临机取用各有所宜。如发表用鲜姜，温中用煨姜，解胀用姜皮，消痰用姜汁，调营益卫用大枣，泻火疏风用红枣，补气益肺用龙眼肉，泻火安神用灯心草，表皮用葱叶，表肌用葱白，表里用葱茎，健脾用湖莲肉，止痢用石莲子，治风病用桑叶，治湿病用桑枝，固肾用白莲蕊，涩精用白莲须，保胎用陈苎麻根，安胎用鲜苎麻汁，抑脾用青荷叶，疏土用枯荷梗，补心用新小麦，止汗用陈浮小麦，清热解烦用青竹叶，利水泻火用淡竹叶，消瘀通经用赤糖，止痛温中用饴糖，安中益脾用陈壁土，止呕和胃用山黄土，消瘀用藕节，止血用侧柏叶，

---

① 杀生求生，去生更远：语见《备急千金要方》卷一《论大医精诚第二》。

止呕用柿蒂，凉大肠用柿霜，消风痰用竹沥，泻实火用竹茹，补元阳用童便，益真阴用秋石，泻火止血用生柏叶，延年祛病用松黄、松脂，去风舒筋用黄松节、老龙鳞①，定喘用红白葵花，疗痢用赤白扁豆花，补火壮阳用胡桃、蜀椒，暖宫用艾叶，虚烦用粳米，热渴用芦根，止消用兰叶，宁嗽用梨汁，止血用金墨，疗崩用陈棕，止疟痢用乌梅，治肠风用石榴皮，治红痢用红曲，治白痢用煨姜，治赤白带浊用韭子、白果，止呕宁嗽用枇杷叶，止鼻衄用白茅花，行瘀用百草霜，堕胎用凌霄花，达生用黄杨脑，探吐用土瓜蒂，速产用弩牙②，下噎用杵糠③，定喘用铅汞，疗黄病用铁屎④，镇心用辰砂，辟邪用雄黄，收敛用五倍子，润肠用松子仁，治疝气用荔橘核，催浆用笋尖、樱桃萼，败毒用蒲公英汁，通乳用陈通草，发麻疯汗用紫贝浮萍，治心烦不眠用鸡子黄。药引多端，指难遍屈，今以常用之引聊录数则。举一反三，其惟良工乎？

汤方论

余尝检《本草》⑤，药品一千八百九十二种，附方一万一千九十六道，则药品少而汤方多也。自《内经》岐伯用

---

① 龙鳞：松桧之皮如龙鳞，故称。
② 弩牙：弩机钩弦的部件。
③ 杵糠：舂谷杵头上粘着的糠末。
④ 铁屎：即生铁落。
⑤ 本草：指《本草纲目》。

泽泻、术各十分，麋衔①五分，四乌贼骨一芦茹，鲅鱼汁、鸡矢醴、半夏、秫、兰叶、淳酒、蜀椒、干姜、桂心、绵絮、马矢②等类，皆所为方也。长沙公置一百一十三方，以下诸贤群方相继。凡业医者，无不以汤头为准绳。

但古人立方取名非无故而然。顾名思义，昔者胡不名之曰汤中、汤尾，而必名之曰汤头？盖头者，头目之意也，能领群药直至患所，如将之统兵，剿贼以逐寇也。柯云："如大将立旗鼓使人知有所向。③"如某方之入某经，某药之走某络，某方利于攻策，某方善于守法，某方其功在补，某方得力在泻，某方止宜陆路，某方精于水路，某方惯使奇法，某方宁遵正法，某方得法用机，某方用法使巧，某方升而成功，某方降而获效。方法之妙，乌可忽视哉？

夫某方入某经络者，如宁神汤之入心，固金汤之入肺，补中汤之入脾，左金丸之入肝，固本丸之入肾之类。又如攻剂，大小承气之类。守剂，理中、四逆之类。补剂，十全、归脾之类。泻剂，大小柴胡之类。陆剂，五味、异功、四君、六君之类。水剂，五苓、八正之类。升剂，升阳散火之类。降剂，苏子降气之类。奇剂，滋肾丸、栀子干姜汤之类。正剂，附子理中汤、三黄散之类。

---

① 麋衔：原作"麋御"，据《素问·病能论》改。药名，主治风湿。
② 马矢：马粪。
③ 如大将立旗鼓使人知所向：语出《伤寒论翼》卷下《太阳病解第一》。

机剂，附子热药冷探之类。巧剂，六君汤吞养正丹、四物汤吞活络丹、四六君送香连丸之类。方法略节，去古不远，十剂七方亦不重悉，余方尚多，难以书记。访古阐奥不尽汤方之长也。

李子云：用药之难，非顺用之难也，逆用而与病情恰当之难也。今之医师，知以寒治热，以热治寒，寒者热之无疑，热者寒之无疑，独不闻诸《内经》曰"通因通用，塞因塞用，寒因热用，热因寒用，用热远热，用寒远寒"，则又何以说耶？盖塞因塞用者，若脾虚作胀，治以参、术，脾得补而胀自消也。通因通用者，若伤寒夹热下痢或中有燥屎，用调胃承气汤乃安，滞下不休用芍药汤通之而愈也。寒因热用者，药本寒也，而反佐之以热；热因寒用者，药本热也，而反佐之以寒。俾无拒格之患，所谓必先其所主而伏其所因也。用热远热，用寒远寒者，如寒病宜投热药，热病宜投寒药，仅使中病而已，勿使过焉，过用则反为伤矣。古人之法妙用如此。柯氏有云：方外有方，法外有法。诚哉斯言也！

仲景用药，往往一服不应，便用二三剂，再不应，当以一昼一夜服。故云："若一服汗出病差，停后服，不必尽剂；若汗不出，重服依前法，又不汗，后服小促役其间，半日许令三服尽；病重者，一昼一夜服，周时观之；服一剂尽，病症犹在者，更作服，若汗不出者，乃服之二三剂。①"如斯之言，所谓方中有法，法中亦有方也。惟用方之法要在灵变，或用古方，或立今方，或用加法，或用减法，或用轻剂，或用重剂，或用缓而或用急，或用少而或用多。慎不可弃古方而撰今方，尤不可今不今而古不古也。李子②又云：用古方而治今病，如拆旧屋而起新屋，不再经匠氏之手。③ 诚良言也！柯云："因名立方者，粗工也；据症定方者，中工也；于症中审病机、察病情者，良工也。④"

又有一种分两少而味数多者，分两多而味数少者，何也？《明医杂著》有言："或问仲景处方药品甚少，东垣用药多致二十余味。丹溪云：余每治病效仲景处方，殊觉味数少则药力专精。丹溪何以不法东垣而效仲景耶？曰：明察药性莫如东垣，盖所谓圣于医者也，故东垣则可多，他人效其多，斯杂乱矣。东垣如韩信将兵，多多益善。丹溪不过能将十万，故不敢效其多也。⑤"王节斋之言如此，薛立斋之述如彼。总之，开示后学，以便专宗之意。大抵仲景方治外感法多，东垣方治内伤法多。节斋、丹溪二贤之言各有成见矣。奈今人用药主方全无定局，时而多时而

---

① 若一服汗……之二三剂：语出《伤寒论·辨太阳病脉证并治》第十二条。"停后服"原作"停后"，据文补。

② 李子：据后文，当作"朱丹溪"。

③ 用古方而……匠氏之手：语本《格致余论·张子和攻击注论》。

④ 因名立方……良工也：语见《伤寒论翼》卷下《制方大法第七》。

⑤ 或问仲景……效其多也：语见《明医杂著》卷一《处方药品多少论》。

少，时而加时而减，时而寒时而热，时而补时而泻，种种舛错，难以罄述。

独不闻岐伯"汗不宜奇，下不宜偶"之说乎？夫一三五七九，奇数也，阳数也；二四六八十，偶数也，阴数也。凡立汤方分两何不以奇偶数思之？然奇偶之数乃为药品分两之格局，非尽为用法之长也。

用药之法固自有道矣。如虚用补而实用泻，理固当然，攻守运用，意在言外。盖升阳散火之在山上，如云梯冲车之仰攻，无坚不破也。金匮肾气之在山下，如坚甲利兵①之拒敌，无懈可乘也。惟补中汤之在山腰，与辘轳相似，升柴转旋，呼应相通，如常山蛇阵②击腰而首尾俱应也。六君宜于陆地，六味宜于水路，归脾、十全属于内地，麻黄、桂枝重在边隅，五苓、八正利于水口，二陈、平胃法取斡旋，真武、白虎乃救逆之偏师③，大小承气如应急之健儿。设对垒之际，士卒联络，阵势固结，加之兵精将良，安得不取胜也哉。柯氏有言："邪之轻者在卫，重者在营，尤重者在胸膈。犹寇之浅者在关外，深者在关上，尤深者在关内也。是麻黄为关外之师，桂枝、葛根为关上之师，大小青龙为关内之师矣。"又云："偏僻小路利

---

① 坚甲利兵：即甲坚兵利。铠甲坚固，兵器锋利，形容军备强大。
② 常山蛇阵：首尾呼应的一种阵法。常山蛇，古代传说中能互相救应的蛇。
③ 偏师：在主力军翼侧协助作战的部队。

于短兵而不利于矛戟，利于守备而不利于战征。①"由斯以论汤头之设，料敌制胜，夫岂徒然哉？

汤方类论

药有药性，汤有汤方。药有君臣佐使，汤有十剂七方。今之疗病宜准古方，但旧虽有汤歌，方不尽括，词不尽详，歌中多括药饵，少集治疗，使初学不能了然。予甚惜之，因规访②旧式编为歌词，或一方而独用成剂，或一方而汇集多方。方可以合药，药可以对症，韵脚平仄不必尽叶取足，发明医药无关音韵也。今遍采群书，集汤丸数十余方以及汤名治法，一一疏清，庶几治病无舛，审方不错。

凡补气用四君，补血用四物，气血兼补用八珍汤，补脾益胃用六君子，消痰用二陈汤，调和胃口用异功散，理气宽胸用香砂六君汤，气血虚冷用十全大补，补中气虚弱用补中益气汤，消滞除湿用平胃散，治气虚中满用金匮肾气汤，益肾滋水用左归饮，壮水之主用六味地黄汤，补命门而益火用右归饮，益火之源用八味地黄汤，和胃止呕用参苓白术散，疗喘嗽痰红用百合固金汤，舒郁滋阴用逍遥散，心脾兼补用归脾汤，固气脱而救脉绝用生脉散，消痰定喘用苏子降气汤，疗霍乱呕泻用藿香正气散，消宿滞而

---

① 邪之轻者……利于战征：语见《伤寒论翼》卷上《六经正义第二》。
② 规访：据文义当作"规仿"，模拟效仿。

解酒用葛花解醒汤，疗风痰喘急用乌药顺气散，清暑气而止呕泻用六和汤，疗初疟食热用青皮饮，解暑渴用清暑益气汤，治舌噤不语用河间地黄饮子，疗呕呃噫气用橘皮竹茹汤，消肿解胀用五皮饮，止寒呕呃噫用丁香柿蒂汤，治热淋烦渴用清心莲子饮，托里补虚用人参养营汤，解虚烦用易简地黄饮子，发火郁用升阳散火汤，治淋痛用八正散，泻肝火用龙胆泻肝汤，治精滑湿热用萆薢分清饮，治躁狂班①颐用黄连解毒汤，治烦躁班衄用犀角地黄汤，治伤风咳嗽用参苏饮，治喘嗽痰红用紫菀汤，治催产用达生散，治脱肛久痢用真人养脏汤，治鼻渊鼻息用辛夷散，治痰迷舌强用涤痰汤，治败毒疗疮用真人活命饮，治诸疮风疹用防风通圣散，泻火固表用当归六黄汤，治淋痛用导赤散，治安胎用安胎散，治躁狂诂妄用竹叶石膏汤，治中焦热邪燥实用凉膈散，治初痘用升麻葛根汤，治风邪卒中用小续命汤，开胃进食用资生丸，养血安神用天王补心丹，补真元用大造丸，止渴宁嗽用上清丸，滋阴壮水用六味地黄丸，补肾益火用还少丹，益火之源用八味地黄丸，乌须黑发用八宝七宝丹，治气虚中满用金匮肾气丸，健脾止泻用八珍糕，开胃消滞用健脾丸，开人智慧用孔圣枕中丹，消食消积用保和丸，补阴补阳用龟鹿二仙膏，健脾消滞用枳术丸，治遗滑白浊用水陆二仙膏，治热痢用香连丸，消

① 班：通"斑"，《楚辞·离骚》："纷总总其离合兮，班陆离其上下。"下同。

滞下气用沉香化滞丸，消痞化积用枳实消痞丸，治肾泄用四神丸，治秘结用润肠丸，治肠风秘塞用搜风顺气丸，治舒郁宽胸用越鞠丸，治寒痛泻胀宽胸下气用冲和丸，治消痰降气用礞石滚痰丸，治大小泄泻用香橘饼，治吞吐酸水用左金丸，治血枯肝损用乌贼骨丸，保胎用安胎丸，治热烦暑渴用琥珀分清饮，治养神养心用养神丹。方丸类集以便检阅，若其加减变化则神巧，贵乎自得，兹所编者，梗概而已。

四君子汤最中和，参苓术草无可比，益以夏陈名六君，却痰补气阳虚饵，除却半夏名异功，或加香砂胃寒使。

四物地芍与归芎，血家百病此方通，八珍合入四君子，气血双疗功未穷，再加黄芪与肉桂，十全大补有殊功，十全除却芪地草，加粟煎之名胃风。

二陈汤用广陈皮，茯苓半夏更相随，本方原有炙甘草，痰门百病总堪医。

补中益气术芪陈，升柴参草当归身，虚劳内伤功独擅，亦治阳虚外感因，木香苍术易归术，调中益气畅脾神。

平胃散是苍术朴，陈皮甘草四般药，除湿散满驱瘴岚，调胃诸方从此扩，或合二陈名胃苓，硝黄曲面故堪着，若合小柴名柴平，煎加姜枣能除疟。

六味地黄（汤）最滋阴，怀地山萸白茯苓，丹皮泽泻肥山药，壮水之主泻无根，益入桂附呼八味，益火之源获长庚，更加牛膝车前子，金匮肾气得嘉名，气虚中满容易效，作丸消肿总堪行。

左归饮治阴衰症，壮水之主熟地黄，山药茯苓同枸杞，山萸炙草最为良。

右归饮治阳衰症，熟地黄中桂附俱，枸杞茯苓兼炙草，山药杜仲共山萸。

参苓白术扁豆陈，山药甘莲砂苡仁，桔梗上浮兼保肺，枣姜调服益脾神。

百合固金两地黄，玄参贝母桔甘藏，麦冬芍药当归配，喘嗽痰红保肺方。

逍遥散用当归芍，柴苓术草加姜薄，散郁除蒸功最奇，调经栀子丹加着。

归脾汤用术参芪，归草茯神远志随，酸枣木香龙眼肉，并加姜枣益心脾，怔冲①健忘俱可袪，忧思过虑总相宜。

生脉散用麦冬参，五味敛神保肺真，气少汗多兼暑渴，危急脉绝急堪斟。

苏子降气（汤）橘半归，前胡桂朴草姜依，下虚上盛痰嗽喘，亦有加参贵合宜。

藿香正气（散）大腹苏，甘桔陈苓术朴俱，夏曲白芷

---

① 冲：据文义当作"忡"。

加姜枣，呕吐霍乱最能驱。

葛花解醒香砂仁，二苓术草蔻青陈，神曲干姜兼泽泻，温中利湿酒伤珍。

乌药顺气芎芷姜，橘红枳桔及麻黄，僵蚕炙草姜为引，中气厥逆急煎良。

小续命汤用桂附，麻黄参芍杏防风，黄芩防己兼甘草，六经风中此方通。

清暑益气（汤）参草芪，当归麦味青陈皮，曲柏葛根苍白术，升柴泽泻枣姜随。

六和（汤）藿朴杏砂仁，半夏木瓜赤茯苓，参术扁豆同甘草，姜枣煎之暑渴平。

青皮饮用青朴柴，芩夏甘草白术偕，更加草果姜煎服，食热初疟此方佳。

地黄饮子河间奇，舌喑不语中风宜，山萸石斛远志麦，菖蒲五味茯巴戟，桂附苁蓉力最大，生姜大枣敢相离。

橘皮竹茹（汤）治呕呃，参甘半夏枇杷麦，赤茯再加姜枣煎，方由金匮此加辟。

五皮饮用五般皮，陈茯姜桑大腹皮，或用五加易桑白，脾虚肤胀此方宜。

丁香柿蒂人参姜，呃逆因寒中气戕，济生香蒂仅二味，或加竹皮用皆良。

清心莲子石莲参，地骨柴胡赤茯苓，芪草麦冬车前子，躁烦热泻及崩淋。

人参养荣（汤）即十全，除却川芎五味联，陈皮远志加姜枣，补虚托里此方先。

地黄饮子易简和，参芪甘斛二麦多，泽桃枳实二地主，躁渴阴虚服之瘥。

升阳散火葛升柴，羌独防风参芍侪①，生炙二草加姜枣，阳经火郁发之佳。

八正（散）木通与车前，萹蓄滑石大黄研，甘稍②瞿麦兼栀子，煎加灯草痛淋蠲。

龙胆泻肝栀芩柴，生地车前泽泻偕，木通甘草当归合，肝经湿热力能排。

萆薢分清石菖蒲，草稍乌药益智俱，或益茯苓盐煎服，通精固肾滑精驱。

犀角地黄（汤）芍药丹，血升胃热火邪干，班黄阳毒皆堪治，或益柴芩总伐肝。

黄连解毒汤四味，黄柏黄芩栀子备，躁狂大热呕不眠，吐衄班黄均可使。

参苏饮内用陈皮，枳壳前胡半夏宜，甘草葛根香桔茯，伤风咳嗽此方推。

紫菀汤中知贝母，参苓五味阿胶偶，再加甘桔治肺伤，咳血吐痰劳热久。

---

① 侪（chái 柴）：类。
② 甘稍：甘草的末梢。

达生苏薄大腹皮，参术甘陈归芍随，再加葱叶黄杨脑，孕妇临盆先服之。

真人养脏诃粟壳，肉蔻当归桂木香，术芍参甘为涩剂，脱肛久痢早煎尝。

辛夷散重辛夷君，升麻白芷草川芎，更有藁防木通者，鼻渊鼻息真细辛。

涤痰汤用半夏星，甘草橘红参茯苓，竹茹菖蒲兼枳实，痰迷舌强服之醒。

真人活命饮银花，防芷归陈草节加，贝母天花兼乳没，穿山角刺酒煎嘉。

防风通圣（散）大黄硝，荆芥麻黄栀芍翘，甘桔芎归膏滑石，薄荷芩术力偏饶，表里兼攻阳热盛，外科疮毒总能消。

竹叶石膏汤人参，麦冬半夏与同林，甘草生姜兼粳米，暑烦热渴脉虚寻。

凉膈（散）硝黄栀子翘，黄芩甘草薄荷饶，竹叶蜜饯疗膈上，中焦燥实服之消。

当归六黄（汤）治汗出，芪柏芩连生熟地，泻火固表复滋阴，加麻黄根功更异，或云此药大苦寒，胃弱气虚在所忌。

升麻葛根汤不多，甘草芍药亦相和，发热恶寒非外感，是瘆是痘服之瘥。

安胎散内术黄芩，归芍艾叶草川芎，更有芪苏陈香附，不妨杜续倍参苓。

资生丸用术参苓，山药扁豆薏苡仁，陈皮麦芽山楂肉，用连芡实草桔梗，白蔻泽泻藿莲肉，开胃进食获长庚。

天王补心丹安神，养血何尝不养心，归地菖蒲参桔梗，玄参远志枣丹参，更有柏子油可去，辰砂为衣服之灵。

大造丸最补先天，河车觅到保长年，人参地黄败龟板①，二冬黄柏杜牛连。

上清丸最易清心，泻火滋阴急救津，寒水石同玄明粉，川百药煎②薄荷新，更有桔梗缩砂者，噙化清凉慢慢吞。

还少丹中熟地黄，巴戟萸肉小茴香，苁蓉楮实枸杞子，远志五味茯苓菖，杜仲牛膝怀山药，肾经诸病服皆良。

八宝丹中八味药，牛膝故纸怀山药，赤白首乌与二苓，更兼枸杞功非薄，加入当归名七宝，乌须黑发一般乐。

八珍糕内贵参苓，山药扁豆薏苡仁，芡实莲子山楂肉，健脾止泻利痰门。

---

① 败龟板：即龟板。
② 百药煎：药名，出自《本草蒙筌》。为五倍子同茶叶等经发酵制成的块状物。

健脾（丸）参术与陈皮，枳实山楂麦糵①随，曲糊作丸米饮下，消补兼行胃弱宜。

孔圣枕中丹可无，发人智慧尽工书，龙骨相随败龟板，远志又合石菖蒲。

保和（丸）神曲与山楂，苓夏陈翘菔子加，曲糊为丸麦汤下，方中亦可用麦芽。

龟鹿二仙膏最良，益精壮火补阴阳，鹿角为君臣龟板，人参枸杞各多长。

枳术丸医积滞良，一消一补最相当，白术为君枳实佐，荷叶蒸饭取震方。

水陆二仙膏最美，芡实惟同金樱子，遗滑白浊服此佳，肾虚百病皆可使。

香连丸用苦黄连，吴茱去核性无偏，木香原是为佐使，古今疗痢此方先。

沉香化滞丸最刚，消滞宽胸极验方，丁木沉香棱术皂，青皮良姜槟巴霜。

枳实消痞（丸）四味传，麦芽朴曲夏姜连，蒸饼为丸消积滞，清热破积补虚全。

四神（丸）故纸吴茱萸，肉蔻五味四般须，大枣百枚姜八两，五更肾泄火衰扶。

润肠丸用归尾羌，桃仁麻仁及大黄，或加芜防皂角

① 糵（bò 檗）：黄柏。

一四七

子，风秘血秘善通肠。

搜风顺气大黄蒸，郁李麻仁山药增，防独车前及槟枳，菟丝牛膝山萸仍①，中风风秘及气秘，肠风下血总堪凭。

越鞠丸治六般郁，气血痰火湿食因，芎苍香附兼栀曲，气达郁舒痞闷伸，六郁汤中苍芎附，甘芩橘半栀砂仁。

冲和丸里药同名，二术二姜各等分，青皮陈皮一般重，中寒诸病总皆行。

礞石滚痰丸更强，痰门百病下为良，沉香引领青礞石，黄芩枯炒熟大黄。

香橘饼是脾胃方，大小泄泻尽皆良，苍陈山棱香附子，山楂山药茯槟榔，缩砂木香神曲麦，青皮莪苿②青木香。

左金茱萸六一丸，肝经郁火吐吞酸，更加芍药名戊己，热泻热淋服之安，连附六一治胃痛，寒因热用理一般。

乌贼骨丸用最稀，血枯肝损极相宜，海螵蛸唤乌贼骨，《内经》原配一芦茹。

益母丸治女科良，滋阴养血最擅长，益母青蒿同等分，桃柳枝儿在本方。

---

① 仍：连续。
② 苿：当作"术"。

安胎丸内不多法，白术黄芩是圣药，更有茯苓白者佳，漏下痰红治无错。

琥珀分清世所知，热烦暑渴总相宜，益元散内加红曲，蜜丸如弹水服之。

养神丹治怔忡灵，养血安神又养心，天麦二冬参琥珀，川连柏子白茯苓，归芍菖蒲川贝母，茯神枣远草川芎，辰砂熟地五味子，橘红百合桔丹参。

卷之四

针经论

医有十三科，针刺一科由来尚①矣。昔张仲景有刺风池、风府、期门等穴，是针刺之法古尝用之。如《灵枢》问答针经十有八九，则知医之不外针刺也明矣。然用针刺必先明经络，识穴道，经络之指归既明，穴道之处所自识，其中可针可刺，或泻或补，皆任所施而无往不利。今人不惟针刺不讲，即经络穴道亦渺焉弗问。夫经络穴道之不明，又何以为针刺之征据乎？尝读经脉十二篇以及铜人明堂诸图，审其经络，察其穴道，则症之去处，病之来由，无不晓然通彻内外，本末条分缕析，孰谓针刺仅可以治外而不可以治内耶？亦有谓针刺可疗痼疾而不可疗暴病者，自此针刺之法，人多轻忽，及乎临症，茫然无措，深可慨也！余寻绎经旨，留心诸家释解，于针经颇有头绪，于经络穴道亦无紊乱。今先以针经略疏其说，继以经络穴道编成段落，并古之形象分列次第，使学者因文考义，由象知名，不致临时悖谬。非敢谓暗室一炬，亦庶几爝火②之微明，不无小补云尔。

---

① 尚：久远。
② 爝（jué厥）火：小火。

经络论

余尝读《内经》十八卷，脉理精于《素问》，经络微于《灵枢》。自《九针十二原》始，八十一篇篇篇皆言经络之理，经经皆行针刺灸砭之法，并继之以图像，系之以穴道，分其经而别其络，纤毫不舛。所谓"不识十二经络，开口动手便错"诚不诬也。凡为医者，不明十二经、十五络，犹瞽①者不识道路，入境不知出境，本国不知邻国。轩岐设《铜人明堂图》，滑伯仁著《十四经发挥》，皇②甫谧注③《甲乙针经》，开医学法门，诚识病机之端④也。

夫人身，手有三阴三阳，足有三阴三阳，名曰十二经脉。如手太阴肺经、手阳明大肠经、手少阴心经、手太阳小肠经、手少阳三焦经、手厥阴心包络经、足厥阴肝经、足少阳胆经、足阳明胃经、足太阴脾经、足太阳膀胱经、足少阴肾经是也。然十二经又有十二络：如肺之络列缺，心之络通理，心主之络内关，小肠之络支正，大肠之络偏历，三焦之络外关，膀胱之络飞扬，胆之络光明，胃之络

---

① 瞽（gǔ 骨）：盲人。

② 皇：原作"黄"，据文义改。

③ 注：《甲乙针经》即《针灸甲乙经》，为皇甫谧所撰。"注"当作"著"。

④ 病机之端：辛亥本作"病府之源"。

丰隆，脾之络公孙，肝①之络蠡沟，肾之络大钟②。十二络之外复三大络，如大包、长强、尾翳。故经有十二，络有十五，扁鹊谓之二十七气。在人皮之内，肉之外，即所谓血管也，能灌溉营卫，即道路一同。如某路之某路、某方之某方、某州之某县、某郡之某府也。某经是大路，某经是小路。某经是直路，某经是斜路。某经是来路，某经是去路。某经当补，某络当泻。某经当针刺，某路③当灸砭。如斯之类，不胜枚举。

初学之法当明经络道路地面，始可以知《灵枢》《论翼》之理也。柯氏原本《灵枢》十二经络，行法"地面"二字，乃发前人之所未发。请以兵法喻。"兵家之要，在明地形，必先明六经之路，才知寇贼之所从来。知某方是某府来路，某方是某府去路。来路是边关，三阳是也。去路是内境，三阴是也。六经来路各不同，太阳是大路，少阳是僻路，阳明是直路，太阴是近路，少阴是后路，厥阴是斜路也。客邪多从三阳来，正邪多由三阴起，犹外寇自边关至，乱民自内地生也。④"

次请以地理喻。"六经犹列国也。腰以上为三阳地面。三阳主外而本乎表。心者，三阳夹界之地也。内由心胸，外自巅顶，前至头颅，后至肩背，下及手足，内合膀胱，

---

① 肝：原作"肾"，据《灵枢·经脉》改。
② 肾之络大钟：原脱，据《灵枢·经脉》补。
③ 路：据文义当作"络"。
④ 兵家之要……内地生也：语见《伤寒论翼·六经正义第二》。

是太阳地面。此经统领营卫，主一身之表症，犹近边御敌之国也。内自心胸，至胃及肠，外自额颅，由面至腹，下及手足，是阳明地面。由心至咽出口，上耳目，斜至巅，外自胁，内属胆，是少阳地面。比太阳差近阳明，犹京师矣。腰以下为三阴地面，三阴主里而不及于外。腹者，三阴夹界之地也。自腹由脾及二肠魄门为太阴地面。自腹至两肾及膀胱尿道为少阴地面。自腹由肝上膈至心，从胁下及小腹宗筋为厥阴地面。此经通行三焦，主一身之里症，犹近京夹辅之国矣。太阴阳明，同处异治，犹周召分政之义。①"

六经地面疆理甚清，其行法亦略有差别。李时珍曰："直行曰经，傍枝曰络。②"余以为经纬相似，如树木相同，本直枝斜，枝枝叶叶，连络不绝。《难经》有十二经、十五络之辨，《灵枢》有三百六十五络、三万六千孙络之说。在岐黄之言至当，扁鹊之言似非，何也？昔以《难经》辨十二经、十五络，以阳跷、阴跷二穴杂入脾之大络之内，流传至今，无敢言其非者。然既明大包一穴，又何得有阳跷、阴跷之讹也。若阳跷、阴跷本乎十五络，则《灵枢》所云"督之长强""任之尾翳""脾之大包"此三大络，则又置于何络耶？即如墟里一穴似是而非。若论脾有大

---

① 六经犹列……分政之义：语见《伤寒论翼·六经正义第二》。夹辅：辅佐；周召，周成王时共同辅政的周公旦和召公奭的并称。两人分陕而治，皆有美政。

② 直行曰经，傍枝曰络：语出李时珍《奇经八脉考·奇经八脉总说》。

络，胃亦有大络，岂不为十六络乎？所言"胃之大络名曰虚里，贯膈络肺出于左乳之下"一节，乃《素问》中岐伯偶尔应答之词，非专指经脉穴道而言。况十八卷中以《灵枢》在先，《素问》居后，则知虚里穴原是胃之本穴，非胃经另自一大络也。凡读《灵》《素》，毋得以经杂络，以络混经。经络混杂，则穴道不清，穴道不清，则针刺何以措手。

要知俞穴仍在经络上推敲。如手之三阳，从手走头；手之三阴，从脏走手；足之三阳，从头下走足；足之三阴，从足走入腹。自手太阴肺经至足厥阴肝经为一周也。所谓"天开于子，地辟于丑，人生于寅"。经脉之行，如环无端，终而复始，日夜五十周于身，复大会于手太阴也。举太阴、厥阴二经言，手太阴之脉，起于中府穴，络于手大指端少商穴，足少阳之脉，起于目内瞳子窌，络于耳后窍阴穴之类。夫人一昼一夜营卫度数，无经不周，无穴不注。人之有经脉穴道犹地有泉脉隧道也。孟子云"水由地中行①"，即血由经中注也。假地道中泉脉不通，则龙脉不活，经络中血脉不流，则躯壳易槁。而龙脉之要活，血脉之要通，不可不明也，故经有井、荥、俞、经、合之理。

扁鹊云："所出为井，所流为荥，所注为俞，所行为

---

① 水由地中行：语见《孟子·滕文公》，即水在地平面下运行之意。

经，所入为合也。①" 又言井属木，荥属火，俞属土，经属金，合属水，为血脉中出入流行开合之五行也。如肺之井穴少商，荥穴鱼际，俞穴太渊，经穴经渠，合穴尺泽之类。五行配合有阴阳之理在焉。又如《经脉》篇论十二经之脉，各指其脉之所起、所过、横侧、上下、出入等处，甚为详明。又曰：是动则病，于所生病，皆溯所主。扁鹊解之曰："经言是动者，气也；所生病者，血也。……气主嘘之，血主濡之。气流而不行者，为气先病也。血滞而不濡者，为血后病也。故先为是动，后所生也②。" 此指营病、卫病通十二经各周身脉络而言，非井、荥、俞、经、合专指五穴之比也。盖井、荥、俞、经、合乃为枢机之象，在经脉中为最重耳。

乃《灵枢》经络之外又有奇经八脉，久而不论。按扁鹊云，因不拘于十二经，故谓之奇。奇者，非奇怪之奇也。然八脉之冲、任、督、带、阳跷、阴跷、阳维、阴维，行法于十二经脉，大同小异。如柯氏之论六经地面所该③者广也。督脉，总督诸阳；任脉，统会诸阴之类。扁鹊又云：督脉，起于中极之下，并于脊里，上至风府，入属于脑。任脉，以上④至毛际，循腹上关元，至咽喉，上颐循

---

① 所出为井……入为合也：语见《难经·六十八难》。
② 经言是动……后所生也：语见《难经·第二十二难》。"嘘"作"呴"，同煦，温暖之意，义胜。
③ 该：包括。
④ 上：原作"下"，据《难经·第二十八难》改。

面入目，络舌。经云：督脉为病，脊强而厥。任之为病，男子内结七疝，女子带下瘕聚。[①] 任督证见始有征矣。其阳维为病，苦寒热；阴维为病，苦心痛；冲脉为病，逆气而里急；带脉为病，腰溶溶如坐水中；阳跷为病，阴缓而阳急；阴跷为病，阳缓而阴急。八脉为病，各有证见。

若论诊脉辨经是以不敢违心也。大抵以证见为是，以别脉为非。即如脊强一症，始信太阳膀胱经病，久而不愈，方知督脉为病也。内结七疝一症，始信男子肾肝为病，久而不愈，则知任脉为病也。带下瘕聚一症，始信女子气病血病，久而不愈，则知亦任脉为病也。苦寒热一症，始信外感少阳，内伤少阴，久而不愈，则知阳维为病也。苦心痛一症，始信手少阴、手厥阴，久而不愈，则知阴维为病也。逆气里急一症，始信手太阴、手阳明，久而不愈，则知冲脉为病也。腰溶溶如坐水中一症，始信足少阴为病，久而不愈，则知带脉为病也。奇经为病，经言如此，正经为病，经言如彼。八脉与十二脉之脉病多相似，治则迥别，李时珍《本草》已详言之，不可不明也。

凡学经络以《灵枢》为本，《十四经发挥》《甲乙针经》为标也。他书纵有经络，皆不能出此范围者也。经脉之法，又要明外侧、内侧、外廉、内廉、肩、臑、髃、

---

① 督脉为病……带下瘕聚：语本《素问·骨空论》。七疝，五脏疝及狐疝、癞疝。

踝、踹①、腘、䐃②、支、别、系、抵、循、历此等字法行法，始可以知经脉之俞穴也，夫岂细故哉。

十二经分类歌_{附奇经八脉歌}

肺　经

手太阴经中焦始，下络大肠胃口起，上膈属肺从肺系，横从腋下臑内抵，前于心与心包络，下肘循臂骨上廉，遂入寸口上鱼际，大指内侧爪甲根，支从③还从腕后出，接次指交阳明经。此经多气而少血，是动则为喘满咳，膨膨肺胀缺盆痛，两手交瞀④为臂厥。肺主生病咳上气，喘渴烦心胸满结，臑臂之内前廉痛，为厥或为掌中热，肩背痛是气有余，小便数更或汗出，气虚亦痛尿亦变，少气不足以报息。

大肠经

手阳明经大肠脉，次指内廉起商阳，循指上廉出合谷，两骨两筋中间行，循臂入肘行臑外，肩髃前廉柱骨傍，会此下入缺盆内，络肺下膈属大肠，支从缺盆上入颈，斜贯两颊下齿当，挟口人中两左右，上挟鼻孔尽迎香。此经血盛气亦盛，是动齿痛颈亦肿，是主津液病所

① 踹（shuàn 涮）：脚跟。
② 䐃（jùn 峻）：肌肉突起的地方。
③ 从：疑为"丛"之误。
④ 交瞀（mào 冒）：纷乱。

生，目黄口干齃䪼动，喉痹痛在肩前臑，大指次指①痛不用。

胃 经

足阳明胃鼻颇②起，下循鼻外入上齿，环唇挟口交承浆，颐后人迎颊车里，耳前发际至额颅，支循咽喉缺盆入，下膈属胃③络脾宫，直者下乳侠脐中，支起胃口循腹里，下行直合气街逢，遂由髀关下膝膑，循胫足跗中指通，支从中指入大指，历兑之穴经尽矣。此经多气复多血，振寒身欠面颜黑，病主恶见火与人，忌闻木声心惕惕，闭户塞牖欲独处，甚则登高弃衣走，奔响④腹胀为骭厥⑤，狂虐温淫及汗出，齃䪼口㖞并唇胗，颈肿喉痹腹水肿，膺乳膝膑股伏兔，骭出足跗上皆痛，气盛热在身以前，有余消谷尿黄甚，不足身以前皆寒，胃中寒而腹胀壅。

脾 经

太阴脾起足大指，循指内侧白肉际，过核骨⑥后内踝前，上腨循胫膝股里，股内前廉入腹中，属脾络胃上膈通，侠咽连舌散舌下，支者从胃注心宫。此经血少而气

---

① 指：原作"子"，据文义改。
② 颇（è 饿）：鼻梁。
③ 胃：原作"肺"，据文义改。
④ 奔响：即"贲响"，肠胃雷鸣。
⑤ 骭（gàn 干）厥：病证名，足阳明经经气逆乱之病。
⑥ 核骨：指第一跖趾关节内侧圆形突起。

旺，是动则病舌本强，食则呕出胃脘痛，心中喜噫而腹胀，得后余气快然衰，脾病身重不能摇，瘕泄水闭及黄疸，烦心心痛食难消，强立股膝内多肿，不能卧因胃不和。

心　经

手少阴心起心中①，下络②直络小肠承，支者挟咽系目系，直者心系上肺腾，下腋循臑后廉出，太阴心主之后行，下肘循臂抵掌后，锐骨之端小指停。此经多血而少气，是动咽干心痛应，目黄胁痛渴欲饮，臂臑内痛掌热蒸。

小肠经

手太阳经小肠脉，小指之端起少泽，循手上腕出踝中，上臂骨出肘内侧，两筋之间臑后廉，出肩解上绕肩胛，支从缺盆上颈颊，至目锐眦入于中，支者别颊复上䪼③，抵鼻至于目内眦，络颧交足太阳接。嗌痛颔肿头难回，肩似拔兮臑似折，耳聋目黄肿颊间，是主④生病为主液，颈颔肩臑肘臂痛，此经少气而多血。

膀胱经

足太阳经膀胱脉，目内眦上额交巅，支者从巅入耳

---

①　心中：原作"心经"，据《灵枢·经脉》改。
②　络：《灵枢·经脉》作"膈"。
③　䪼（zhuō 桌）：指眼眶之下缘骨。
④　主：《灵枢·经脉》作"所"。

角，直者从巅络脑间，还出下项循肩膊，挟脊抵腰循旅旋，络肾正属膀胱腑，一支贯臀入腘传，一支从膊别贯胂①，挟脊循髀合腘行，贯腨出踝循京骨，小指外侧至阴全。此经少气而多血，头痛脊痛腰如折，目似脱兮项似拔，腘如结兮腨如裂，痔疟狂巅疾并生，鼽衄目黄而泪出，囟项背腰尻腘腨，病若动时皆痛彻。

肾　经

足肾经脉属少阴，斜从小指趋足心，出于然骨循内踝，入跟上踹骨内寻，上股后廉直贯脊，属肾下络膀胱深，直者从肾贯肝膈，入肺挟舌循喉咙，支者从肺络心主，注于胸交手厥阴。此经多气而少血，是动病饥不欲食，咳唾有血喝喝喘，目䀮心悬起生辄，善恐如人将捕之，咽肿舌干兼口热，上气心痛或心烦，黄疸肠澼及痿厥，脊股后廉之内痛，嗜卧足下热痛切。

包络经

手厥阴经心主标，心包下膈络三焦，起自胸中支出胁，下腋三寸循臑迢，太阴少阴中间走，入肘下臂两筋超，行掌心从中指出，支从小指次指交。是经少气原多血，是病则病手心热，是主脉所生病者，掌热心烦心痛掣。

---

① 胂:《灵枢·经脉》作"胛"。

三膲经

手少阳经三膲脉，起手小指次指间，循腕出臂之与骨，贯肘寻臑外上肩，交出足少阳之后，入缺盆布膻中传，散络心包而下膈，循属三膲表里联，支从膻中缺盆者，上项出于上角巅，以出下颊而至𬱟，支从耳后入耳缘，出走耳前交两颊，至目锐眦胆经连。是经少血还多气，耳聋咽肿及喉痹，气主生病汗出多，颊肿痛及目内眦，耳后肩臑肘臂外，背痛废及小次指。

胆　经

足少阳脉胆之经，起于两目锐眦边，上抵头角下耳后，循颈行手少阳前，至肩却出少阳后，入缺盆中支者分，耳后入耳耳前走，支别锐眦下人迎，合手少阳抵于𬱟，下加颊口下颈连，复合缺盆下胸膈，络肝属胆表里萦，循胁里向气街出，绕毛际入髀厌横，直者从缺盆下腋，循胸季胁过章门，下合髀厌髀①阳外，出膝外廉外辅缘，下抵绝骨出外踝，循跗入小次指间；支者别跗入大指，循指岐骨出其端。此经多气而少血，是动口苦善太息，心胁疼痛转侧难，足热面尘体无泽，头痛颔痛锐眦痛，缺盆肿痛亦肿胁，马刀侠瘿颈腋生，汗出振寒多疟疾，胸胁髀膝胫绝骨，外踝②皆痛及诸节。

---

①　髀：原作"厌"，据《灵枢·经脉》改。
②　踝：原作"髁"，据《灵枢·经脉》改。

肝　经

足厥阴肝脉所络，大指之端毛际<u>丛</u>，循足跗上上内踝，出太阴后入腘中，循股入毛绕阴器，上抵少腹挟胃通，属肝络胆上贯膈，布于胁肋循喉咙，上入颃颡①连目系，出额会督顶巅逢；支者复从目系下，出行颊里交环唇，支者从肝别贯膈，上注于肺方交宫。是经血多②而气少，腰痛俯仰难为工，妇少腹肿男㿗疝③，嗌干脱色面尘蒙，胸满呕逆及飧泻，狐疝遗尿或闭癃。

奇经八脉歌

任脉起于中极底，以上毛际循复④里，上于关元至咽喉，上颐循面入目是。

冲起气街并少阴，侠脐上行胸中至，冲为五脏六腑海，五脏六腑所禀气，上渗诸阳灌诸精，从下冲上取兹义，亦有并肾下行者，注少阴络气街出，阳股内廉入腘中，伏行骱⑤骨内踝际，下渗三阴灌诸络，以温肌肉至跗指。

督起少腹骨中央，入系廷孔⑥络阴器，合篡⑦至后别绕

---

① 颃颡：原作"頊颡"，据《灵枢·经脉》改。指喉咙上孔。
② 血多：原作"血少"，据《灵枢·经脉》改。
③ 㿗疝：阴囊肿大，疼痛或肿结坚硬。
④ 复：疑为"腹"之误。
⑤ 骱（héng 横）：通"胻"，脚胫，小腿。
⑥ 廷孔：即阴户。
⑦ 篡：指会阴部位。

臀，与巨阳络少阴比，上股贯脊属肾行，上同太阳起内眦，上额交巅络脑间，下项循肩仍挟脊，抵腰络肾循男茎，下篡亦与女子类，又从少腹贯脐中，贯心入喉颐及唇，上系目下中央际，此为并任亦同冲，大抵三脉同一本，督脉少腹冲心痛，不得前后冲疝致，其在女子为不孕，嗌干遗尿及痔癃。

任脉男疝女瘕带，冲病里急气逆冲。阴跷乃少阴之别，脉起然骨至内踝，至上阴股入阴间，上循胸入缺盆过，出人迎前出颎①眦，合于太阳之跷和，此皆《灵枢》说奇经，带及二维未说破。

---

① 颎（kuí 奎）：颧骨。

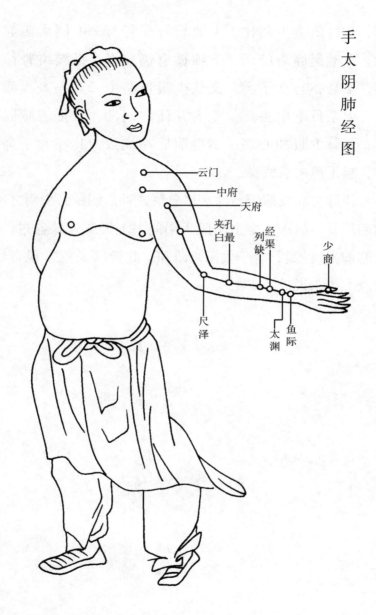

手太阴肺经图

云门
中府
天府
夹孔
白最
列缺
经渠
少商
尺泽
太渊
鱼际

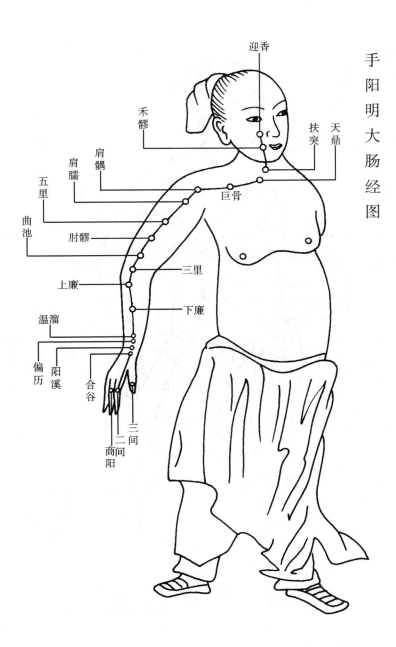

手阳明大肠经图

迎香
禾髎
肩髃
肩髃
肩髃
五里
曲池
肘髎
上廉
温溜
偏历
阳溪
合谷
三间
二间
商阳

扶突
天鼎
巨骨
三里
下廉

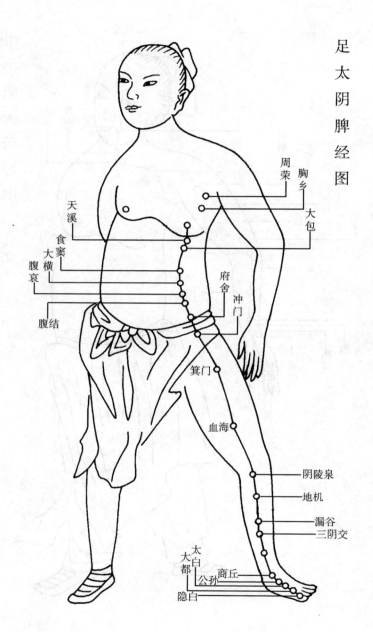

足太阴脾经图

周荣
胸乡
天溪
大包
食窦
大横
腹哀
府舍
冲门
腹结
箕门
血海
阴陵泉
地机
漏谷
三阴交
太白
大都
商丘
公孙
隐白

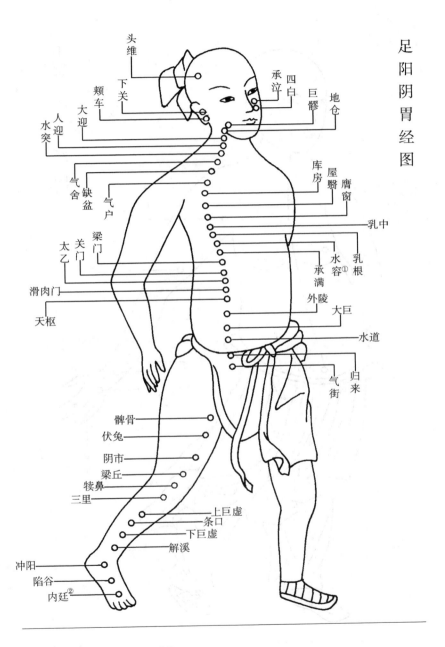

足阳阴胃经图

头维
下关
颊车
大迎
人迎
水突
气舍
缺盆
气户
梁门
关门
太乙
滑肉门
天枢

承泣
四白
巨髎
地仓

库房
屋翳
膺窗
乳中
乳根
水容①
承满
外陵
大巨
水道
归来
气街

髀骨
伏兔
阴市
梁丘
犊鼻
三里
上巨虚
条口
下巨虚
解溪
冲阳
陷谷
内廷②

① 水容：当作"不容"。
② 内廷：当作"内庭"。

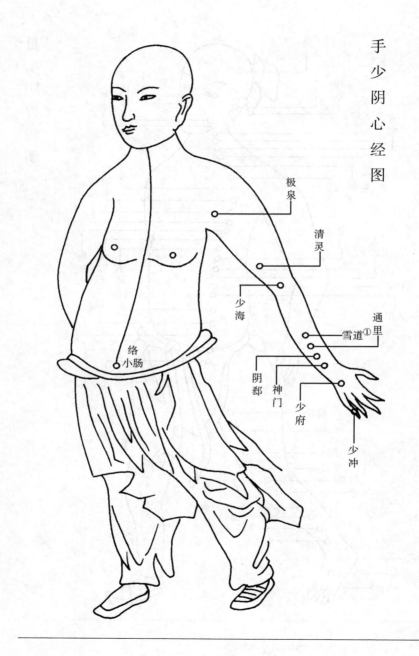

手少阴心经图

极泉

清灵

少海

通里

雪道①

络小肠

阴郄

神门

少府

少冲

---

① 雪道：当作"灵道"。

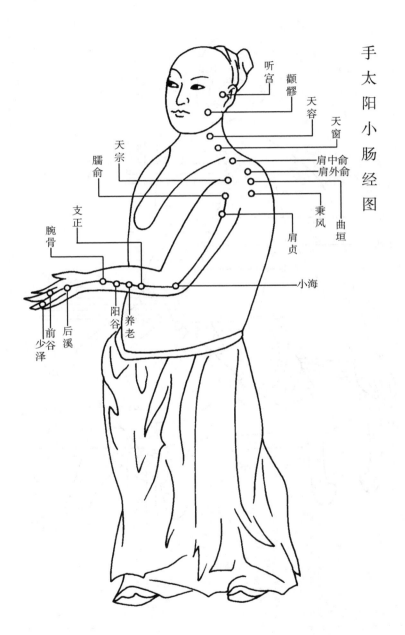

手太阳小肠经图

听宫
颧髎
天容
天窗
肩中俞
肩外俞
曲垣
秉风
肩贞
天宗
臑俞
支正
腕骨
小海
阳谷
养老
后溪
前谷
少泽

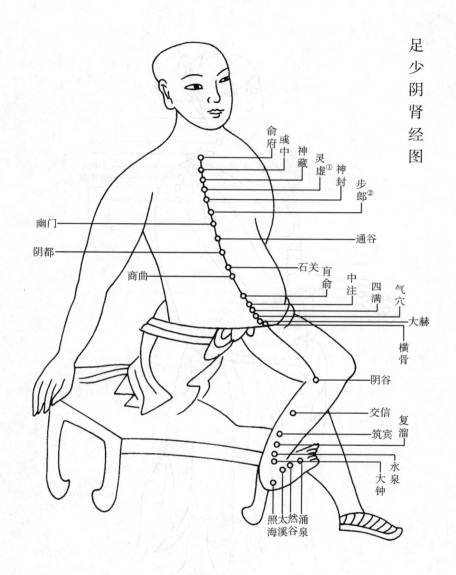

俞府
彧中
神藏
灵虚①
神封
步郎②
幽门
阴都
石关
肓俞
中注
四满
气穴
大赫
横骨
商曲
通谷
阴谷
交信
复溜
筑宾
水泉
大钟
照海
太溪
然谷
涌泉

① 灵虚：当作"灵墟"。
② 步郎：当作"步廊"。

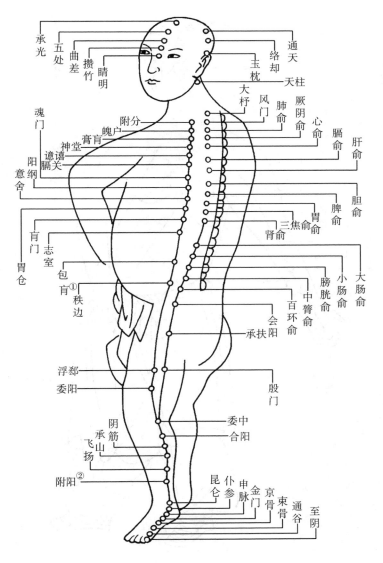

足太阳膀胱经图

① 包肓：当作"胞肓"。
② 附阳：当作"跗阳"。

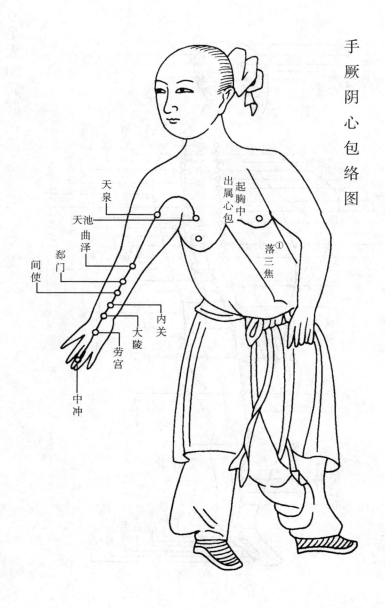

手厥阴心包络图

天泉
天池
曲泽
郄门
间使
内关
大陵
劳宫
中冲

起胸中
出属心包

落①
三焦

————————————

① 落：当作"络"。

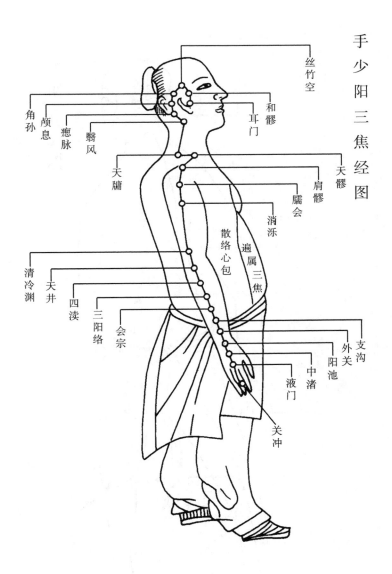

手少阳三焦经图

丝竹空
和髎
耳门
角孙
颅息
瘈脉
翳风
天牖
天髎
肩髎
臑会
消泺
散络心包
遍属三焦
清冷渊
天井
四渎
三阳络
会宗
支沟
外关
阳池
中渚
液门
关冲

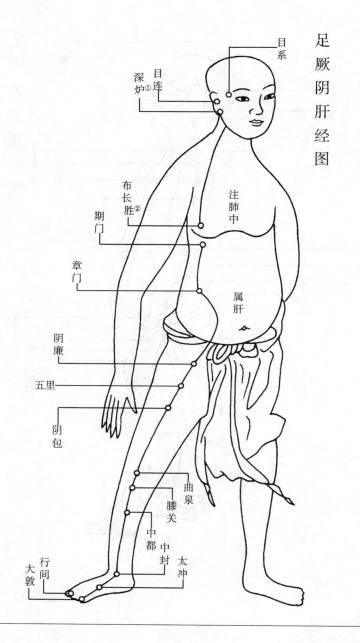

足厥阴肝经图

目系
深炉① 目连
布长胜②
期门
注肺中
章门
属肝
阴廉
五里
阴包
曲泉
膝关
中都 中封
行间 太冲
大敦

① 深炉：疑为"深颅"。
② 布长胜：查未见该穴位名。

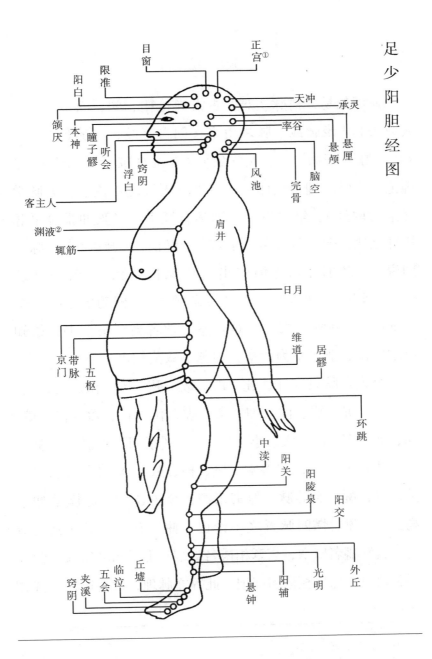

足少阳胆经图

目窗　正宫①

阳白　限准

颔厌　本神　瞳子髎　听会　浮白　窍阴

客主人

渊液②

辄筋

天冲　承灵

率谷　悬厘　悬颅　脑空

风池　完骨

肩井

日月

维道　居髎

京带　五枢
门脉

环跳

中渎　阳关　阳陵泉　阳交

外丘

光明

阳辅

悬钟

阳交

丘墟　临泣　五会　夹溪　窍阴

①　正宫：当作"正营"。
②　渊液：当作"渊腋"。

脉　论

　　业医似易，精脉实难。古人尚论望、闻、问、切，今人敢矢口①谈脉哉？脉之由来，创自轩岐，《素问》《九卷》《脉要精微》《平人气象》《玉机真脏》《三部九候》等论，言脉之理精且详矣，惜乎今人置之不论也。夫脉学必本《内经》，继之群书，则学有源本。汉张仲景设平脉辨脉之法，晋王叔和著《脉经》《脉诀》《脉引》②《脉影图说》③诸书，元滑伯仁出《诊家枢要》，崔紫虚又编《四言举要》，明李时珍作《濒湖脉学》，柯韵伯亦附《平脉准绳》。种种脉书，卒难备悉，学者当汇集群书，始知脉理精微，业医不为无本，切脉不致茫然也。

　　今人言脉只守浮、芤、滑、数、弦、紧、洪、迟、濡、弱、微、沉、缓、涩、细、实、虚、伏、长、短、代、革、动、促、牢、散、大、小、疾、结。《素问》言脉，诸脉井然，独始无芤脉，继多喘、坚、搏、鼓、横、躁、疏、格、关、溢、覆、疾等脉。他书未载，今古遗亡，毋怪乎仲景高、章、卑、惵四脉置之不论也。仲景有云：卫气盛名曰高，营气盛名曰章，高章相搏名曰纲。卫气弱名曰惵，营气弱名曰卑，惵卑相搏名曰损。此等之脉理，旨甚邃，千古失

---

① 矢口：随口。
② 脉引：查未见该书相关记述，疑为《脉语》之误。
③ 脉影图说：《人元脉影归指图说》之简称。

传。予"脉学提纲"用列于首，亦尊闻行知①之义也。

脉之大义要在人迎、气口、太溪、趺阳、神门、反关诸动脉上讲究。所谓人迎，左手寸口脉；气口，右手寸口脉；趺阳，足跗上脉；太溪，足踝下脉；神门，两手寸中脉；反关，关外脉也。动脉，肺之天府之类。扁鹊言十二经皆有动脉，神门脉十有八九，反关脉百无一二。人迎主伤寒，气口主伤食，趺阳主胃气，太溪主脉根。人不明人迎、气口，安辨内伤、外感？不解趺阳、太溪，能知有本、有根乎？盖趺阳始主胃气，太溪终主水源。设人迎、气口毫无影响②，趺阳、太溪尚存一息，虽困亦生也。脉，经云有胃气者生，无胃气者死，在上指胃脉而言，在下指趺阳而言。又云"枝叶虽枯槁，根本将自生③"，在上指尺脉而言，在下指太溪而言也。

凡人两手各有寸、关、尺三部诊法，又有浮、中、沉九候。浮以候腑，沉以候脏，中以候胃气，一定之论也。旧说三菽④、六菽、九菽分轻重，亦不外是持脉之法，务要分辨，毋得以己败彼。古今成局何必苟求，六脉配合各有意见。有安大小肠于寸部者，有安大小肠于尺部者，其说纷纭。如《脉诀刊误》《医门法律》《士材三书》皆言

---

① 尊闻行知：重视听到的意见，实行已懂的道理。语出《汉书·董仲舒传》。

② 影响：消息。

③ 枝叶……自生：语见《难经·第十四难》。

④ 菽（shū 书）：大豆。

大小肠之讹，祸创于高阳生。《刊误》《三书》引《内经》之"尺内①以候肾，尺里②以候腹，中附上③，左外以候肝，内以候膈，右外以候胃，内以候脾。上附上④，右外以候肺，内以候胸中，左外以候心，内以候膻中。前以候前，后以候后，上竟上⑤者，胸喉中事也；下竟下⑥者，少腹、腰、股、膝、胫、足中事也"⑦以正其讹。喻嘉言又论大小肠乃至卑至秽之腑，若浮以取大小肠脉，岂不是水中污泥反浮于莲花之上，有是理乎？大小肠似安于尺部无疑矣。然余读《脉要精微论》："帝曰：诊得心脉而急，此为何病？病形如何？岐伯曰：病名心疝，少腹当有形也。帝曰：何以言之？岐伯曰：心为牡脏，小肠为使。"《平人气象论》又曰："寸口脉中手⑧长者，足胫痛。"又曰："寸口脉沉而弱者，疝瘕小腹痛。"二者亦出自经旨。上古奥义未敢强晰，前人议论姑不深辨。余尊经切脉亦颇有验，则惟用吾所长耳。

　　脉之大义全看诊法上变化，不得鉴定脉名以为死法。

---

　　① 外：轻按。

　　② 里：重按。

　　③ 中附上：谓肝、膈、脾、胃皆在中部，而附于上，故以尺之中部左右候之。

　　④ 上附上：谓肺、胸、心、膻皆在上部，而附于上，故以尺之上部左右候之。

　　⑤ 上竟上：上段之尽端，即鱼际部。

　　⑥ 下竟下：下段之尽端，即尽于尺部。

　　⑦ 尺内两旁……足中事也：语见《素问·脉要精微论》。

　　⑧ 中（zhòng）手：应手。

医者要明《内经》："诊法常以平旦，阴气未动，阳气未散，饮食未进，经脉未盛，络脉调匀，气血未乱，故乃可诊有过之脉。[①]"然后辨其表里、阴阳、寒热、虚实，禀性缓急，形势肥瘦，生平细小，一世反关，喘息未定，枯坐槁卧，恒长疾急等法，方知切脉之巧也。柯韵伯尚有对、正、反、仄、平、彻看脉六法，又有体、势、气、形、息之辨脉五则。其曰：脉有对看法，有正看法，有反看法，有平看法，有仄看法，有彻底看法。如有浮即有沉，有大即有弱，有滑即有涩，有数即有迟。合之于病，则浮为在表，沉为在里；大为有余，弱为不足；滑为血少，涩为气少；动为搏阳，弦为搏阴；数为在腑，迟为在脏。此指对看法也。如浮、大、滑、动、数，气之有余者名阳，当知其中有阳胜阴病之机。沉、弱、涩、弦、迟，气之不足者名阴，当知其中有阴盛阳病之机。此指正看法也。夫阴阳之转旋也，有余而往，不足随之，不足而往，有余从之。故其始也为浮、为大、为滑、为动、为数，其继也反沉、反弱、反涩、反弦、反迟者，是阴消阳长之机，其病为进。其始也为沉、为弱、为涩、为弦、为迟，其继也微浮、微大、微滑、微涩、微数者，是阴进阳退之机，其病为欲愈。此指反看法也。浮为阳，如更兼大、动、滑、数之阳脉，是为纯阳，必阳盛阴虚之病矣。此为平看法。如浮而弱、浮而涩、浮而弦、浮而迟者，此阳中有阴，其人阳

卷之四

一七九

---

① 诊法常以……有过之脉：语见《素问·脉要精微论》。

虚而阴气伏阳脉中也，将有亡阳之变，当以扶阳为急务矣。如沉而大、沉而滑、沉而数，此阴中有阳，其人阴虚而阳邪下陷于阴脉也，将有阴竭之患，当以存阴为深虑矣。此为仄看法。如浮、大、动、数之脉体虽不变，然始为有力之强阳，继为无力之微阳，知阳将绝矣。沉、涩、弱、弦、迟之脉，虽喜变而为阳，如忽见浮、大、动、滑、数之脉，是阴急似阳，知反照之不长，余烬之易灭也。是为彻底看法。又云：脉理浩繁，大纲不外名阴名阳之十种，阴阳两分自成对，待阴阳配偶，惟见五端。浮沉是脉体，大弱是脉势，滑涩是脉气，动弦是脉形，迟数是脉息。不得概以脉象视之也。① 经言："持脉有道，虚静为保。春日浮，如鱼游之在波；夏日在肤，泛泛乎万物有余；秋日下肤，蛰虫将去；冬日在骨，蛰虫周密，君子居室。故曰：知内者按而纪之，知外者终而始之，此六者，持脉之大法。②"

　　岐伯之言如此，柯氏之言如彼，则脉理之精微，又意在言外也，故诊法以变化为主，谈论以名目为工，两种脉理不可不明。毋得恃才以为揣摩，亦不得泥脉名以为一定无疑。脉之名目不可不晓，脉之诊法不可不通也。诊法讲明，二者了然心胸，则有成见，而辨脉审症自有灵机也。大凡为医学脉，诚以《内经》诸篇、各家等书一一参考，久则自有得心应手之妙矣，奚俟他求哉？

① 脉有对看……象视之也：语本《伤寒论翼》卷上《平脉准绳第七》。
② 持脉有道……脉之大法：语见《素问·脉要精微论》。

诸脉之图

《脉经》止有二十四脉，《脉书》又添六种图形，内外共三十脉，再合《内经》十二脉、仲景四脉，通记四十八①脉，至脉象、脉形诊者辨之。

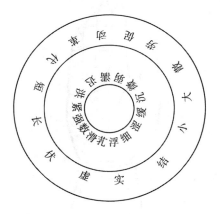

---

① 八：疑为"六"之误。

寸关尺手掌

凡人诊脉，始下中指，以掌后
高骨定关脉，次下前后二指。
至寸、关、尺、浮、中、沉三
三九候，当以轻重分别参之。

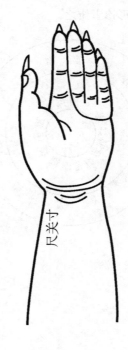

反关脉手掌图

反关脉百中不得一二，有单关，有双
关，绵作吉推，惟双关富而且贵也。
至贫贱亦有反关者，不但无双关，单
关亦不全也。

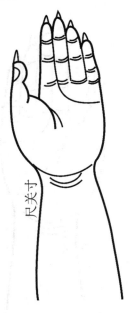

尺关寸

覆溢脉手掌图

凡覆溢之脉四季皆然，覆脉者
势如天，覆溢脉者过于本位，
如汪洋大海之溢满也，二者皆
主征兆。

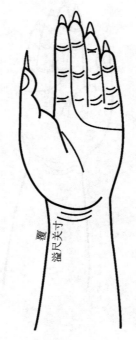

《内经》脉之图

《内经》浮、滑、长、短等脉
俱各，独无芤脉，惟多喘、坚、
搏、鼓、横、躁、疾、疏、关、
格、覆、溢十二种脉，仲景又多
高、章、卑、慄四脉，诊者参之。

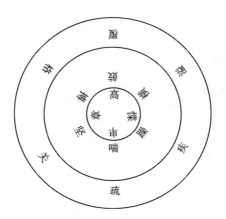

诸死脉之图

《内经》死脉浩繁未及详载，
止以《脉经》死脉六种仅列
此图。

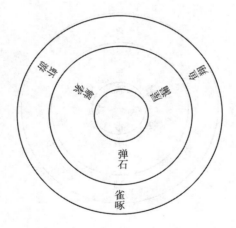

运气论

　　善言天道者必本《灵》《素》，《灵》《素》之理莫微于运气。自《天元纪大论》而始至《至真要大论》而止，言阴阳、五行、天和、岁气之奥，鬼臾区①发其端，帝与岐伯畅其说，可谓深切著明矣。诸家因之有注释，后人编集摘要，从兹蜂起，赖有王启玄、马仲化、全元起、滑伯仁、吴鹤皋、张志聪、张景岳诸释，而运气之奥义始得其真。至《运气全书》《运气易览》《运气汇集》《运气类要》诸书，檃括②大指③，亦各成一④家识解也。后人所附诸论，皆以割经截文，穿凿傅⑤会，博⑥取运气名色，亦何以知天时民病之变幻欤？余阅《内经》"必先岁气，毋伐天和⑦""先立其年，以明其气⑧"及"不知年之所加，气之盛衰，虚实之所起，不可以为工⑨"等论，又考之诸先哲曰"不明五运六气，检遍方书何济""不识司天运气，如涉海问津"，即此，五运六气之要，乌可不标其大

---

　① 鬼臾区：一作鬼容区，又名大鸿，上古时代医家，相传为黄帝之臣。

　② 檃（yǐn 饮）括：考虑斟酌。

　③ 大指：犹"大旨"。

　④ 一：辛亥本作"其"。

　⑤ 傅会：附会。傅，通"附"。《左传·僖公十四年》："皮之不存，毛将安傅？"

　⑥ 傅（tuán 团）：疑为"博"之误。

　⑦ 必先岁气，毋伐天和：语出《素问·五常政大论》。

　⑧ 先立其年，以明其气：语见《素问·六元政纪大论》。

　⑨ 不知年之……可以为工：语见《素问·六节藏象论》。

概乎？

经所谓运则五年一周，气则六期环会，始于甲子终于癸亥，则知六十甲子终而复始，变幻无穷。举五运而言，木、火、土、金、水；举六气而言，风、热、暑、湿、燥、寒。论天干，太过阳年甲、丙、戊、庚、壬，不及阴年乙、丁、己、辛、癸。论地之六阳支，子、寅、辰、午、申、戌；地之六阴支，丑、卯、巳、未、酉、亥。论干支配合，甲子、乙丑、丙寅、丁卯、戊辰之类。论运气化合，甲己土运合，丑未太阴湿土也；乙庚金运合，卯酉阳明燥金也；丙辛水运合，辰戌太阳寒水也；丁壬木运合，巳亥厥阴风木也；戊癸火运合，子午少阴君火，寅申少阳相火也。其间岁运又有南政，有北政，有对化；有宫、商、角、徵、羽之五音；五运有发生、委和①、赫曦②、伏明、坚成③、从革、敦阜④、卑监、流衍⑤、涸流之诸纪；六气有淫胜、反胜、相胜、复胜、客主邪之诸胜；治法有风淫所胜、风淫于内、风化于天、风司于地、厥阴之客、厥阴之复、木位之主诸症药；诊治有尺寸反、阴阳交、岁⑥岁不应之脉；岁

---

① 委和：随顺自然。
② 赫曦：光明貌。
③ 坚成：结实，成熟。
④ 敦阜（fù复）：土的别称。敦，厚也；阜，高也。
⑤ 流衍：广泛流布。
⑥ 岁：疑衍。

运有天符①、岁会②、同天符③、同岁会④、太乙天符⑤诸明堂⑥，及小逆⑦、顺化⑧、不和⑨、天刑⑩诸条；五运有岁木、岁火、岁土、岁金、岁水诸太过不及，互有天时民病各治之法；六气有厥阴、少阴、太阴、阳明、太阳、少阳诸司天，淫、反、相、复、客主邪诸胜，互有天时民病各法⑪之法。

即据甲子之岁而言，经曰敦阜之纪，其音太宫，其运太过土，其气对化，其主气初厥阴风木，其客气初太阳寒水，名曰顺化，其脉两寸不应，其岁谓之南政司天。如乙丑之岁，经曰坚成之纪，其音少商，其运不及金，其气对化，其主气初厥阴，其客气初厥阴，名曰顺化，其脉左尺不应，其岁谓之北政司天。如丙寅之岁，经曰流衍之纪，其音太羽，其运太过水，其气正化，其主气初厥阴，其客气初少阴，名曰不和，其脉右尺不应，其岁谓之南政司天。如丁卯之岁，经曰委和之纪，其音少角，其运不及

① 天符：岁运之气与司天之气的五行属性相符合。
② 岁会：岁运与岁支的五行属性相同。
③ 同天符：太过之运加地气。
④ 同岁会：不及之运加地气。
⑤ 太乙天符：天符岁会相合。
⑥ 明堂：名堂。
⑦ 小逆：运生天气。
⑧ 顺化：天气生运。
⑨ 不和：运克天气。
⑩ 天刑：天气克运。
⑪ 法：辛亥本作"治"。

木，其气对化，其主气初厥阴，其客气初太阴，名曰天刑，其脉两寸不应，其岁谓之北政司天。等类是也。

经所谓"有余而往，不足随之，不足而往，有余从之①"，则知一年太过，一年不及，而三十年属阳，三十年属阴之定论，但五运化合、南北二政在六十甲子上殊费推敲。如甲己化土、乙庚化金、丙辛化水、丁壬化木、戊癸化火诸化合，岐伯以上古《太始天元玉册》② 丹、黅、苍、素、玄五气星野为对，后又有妻嫁夫配，逢龙则化等说，予不用再论。惟南北二政相传至今，皆以甲己土运为南政，及穷究经旨，只云"天始甲，地始子"，并未以甲己为南之说释因。甲己属土，土居中央，面南而尊，故云"南政"，此不过顾名思义之意，终非区别南北阴阳之道也。且六十甲子除去甲己十二年为南政，其余四十八年为北政，讵非阳年少而阴年多乎？论者谓既分南北，胡不以甲阳三十年为南政，己阴三十年为北政？而不然也，不但一甲有南北政，即一岁一月一日俱有南北政。如一甲五子、五午、五辰、五戌、五寅、五申，阳三十年为南政；五巳、五亥、五丑、五未、五卯、五酉，阴三十年为北政。如一岁正三、五、七、九、十一，六阳月为南政；二、四、六、八、十、十二，六阴月为北政。如一日子、寅、辰、午、申、戌，六阳时为南政；丑、卯、巳、未、

---

① 有余而往……有余从之：语见《素问·天元纪大论》。
② 太始天元玉册：张介宾说："盖太古之文，所以纪元者也。"

酉、亥，六阴时为北政。即此参焉，南北二政信有征矣。

所谓"视岁南北可知"之论，则南北政该括①运气之奥无穷也。要知运气之蕴奥，仍在岁气上参考。客曰：何谓运？何谓气？曰：年干为运，年支为气。客曰：何谓司天？何谓在泉？曰：子午年，少阴司天，则阳明在泉；卯酉年，阳明司天，则少阴在泉；寅申年，少阳司天，则厥阴在泉；巳亥年，厥阴司天，则少阳在泉；辰戌年，太阳司天，则太阴在泉；丑未年，太阴司天，则太阳在泉。客曰：何谓天符？曰：司天与运相合也。如丁巳之岁，丁为少角木运，巳为风木司天，运与年辰相合，所以谓之天符也。何谓岁会？曰：木运临卯，火运临午，土运临四季，金运临酉，水运临子是也。干以运论，支亦以气论。如甲辰之岁，辰为土，甲为土运，运与年支正位五行合，所以谓之岁会也。何谓太乙天符？曰：天符与岁会合并是也。如戊午之岁，戊为火运，午为少阴司天，火气合运为天符。又为离宫火位，合运为岁会。参合为三，一曰天会，二曰岁会，三曰运会，所以谓之太乙天符也。何谓同天符？曰：太过之运，与在泉相合。如壬寅之岁，上见少阳司天，下加厥阴在泉。壬为太角木运，在泉为厥阴风木，在泉与阳运相合，所以谓之同天符也。何谓同岁会？曰：不及之岁与在泉相合也。如癸巳之岁上见厥阴司天，下加

---

① 该括：包括。

少阳在泉。癸为少徵火运，在泉乃少阳相火，不及之运与在泉相合，所以谓之同岁会也。故《六元正纪大①论》云："太过而加曰同天符，不及而加曰同岁会。"《易览》②云：其气化阳年曰同天符，其气化阴年曰同岁会③。总之，天符指年支司天而言，岁会指年支正位五行而言，同天符指太过运与在泉相合而言，同岁会指不及运与在泉相合而言，太乙天符指天会、岁会、运会三合而言也。盖太乙者，至尊无二之称也。如帝以"贵贱如何"为问，岐伯乃以天符之岁犹之执法之臣，故邪中执法者，其病速而危；中行令者，其病徐而迟。太乙天符犹之君主之贵人也，故邪中贵人者，其病暴而死。《类经》云："天符岁会，皆得纯正之气。然其过亢，则未免中邪亦有轻重。中岁会者为轻，以行令之权轻也；中天符者为重，以执法之权重也；中太乙者为尤重，以三气皆伤而贵人之不可犯也。④"

客曰：何谓顺化？曰：如甲子之岁，少阴司天，甲为太宫土运，子为少阴火气，火能生土，气如⑤生运，故名之曰顺化也。何谓天刑？曰：如丁卯之岁，阳明司天，丁为少角木运，卯为阳明金气，金能克木，运被气克，故名

---

① 大：原脱，据《素问》篇名补。

② 易览：即《运气易览》，明汪机撰。

③ 其气化阳……曰同岁会：语本《运气易览》卷之二《论同天符同岁会》。

④ 天符岁会……不可犯也：语见《类经图翼》卷二《运气·天符岁会图说》。

⑤ 如：据文义当作"能"。

之曰天刑也。何谓不和？曰：如乙巳之岁，乙为少商金运，巳为厥阴木气，运能克气，金能克木，故名之曰不和也。何谓小逆？曰：如壬子之岁，少阴司天，壬为太角木运，子为少阴火气，运能生气，木能生火，故名之曰小逆也。天刑则多灾，不和则生疾，小逆则有病，顺化则无忧。

客曰：何谓正化？何谓对化？曰：子丑、卯辰、巳申谓之对化，午未、酉戌、亥寅谓之正化也。客曰：何谓尺寸反？曰：岁当阴在寸而脉反见于尺，岁当阳在尺而脉反见于寸，尺寸俱见，乃为反也。子、午、卯、酉四岁有之。若尺独然，或寸独然，是不应气，非反也。客曰：何谓阴阳交？曰：岁当阴在右，脉反见左，岁当阳在左，脉反见右，左右交见，是谓交。若左独然，或右独然，是不应气，非交也。客曰：何谓岁脉不应？经曰："北政之岁，少阴在泉，则寸口不应；厥阴在泉，则右不应；太阴在泉，则左不应。南政之岁，少阴司天，则寸口不应；厥阴司天，则右不应；太阴司天，则左不应……北政之岁，三阴在下，则寸不应；三阴在上，则尺不应。南政之岁，三阴在天，则寸不应；三阴在泉，则尺不应。左右同。①"诸不应者，反其诊则见矣。

客曰：何谓淫胜？曰：天地自胜，谓之淫胜。如司天

---

① 北政之岁……左右同：语见《素问·至真要大论》。

风淫，所胜在泉，风淫于内之类。客曰：何谓反胜？曰：左右胜天地，犹诸侯僭乱[①]，故谓之反胜。客曰：何谓相胜？曰：左右自胜，犹诸侯自相攻伐，故谓之相胜。客曰：何谓复胜？曰：子为母复仇，故谓之复胜。客曰：何谓客胜？曰：主胜客谓之逆胜，客胜主谓之从胜。

客曰：六气司天，淫胜奈何？经曰：厥阴司天，风淫所胜，病本于脾。治法云：风淫所胜，平以辛凉，佐以苦甘，以甘缓之，以酸泻之。少阴司天，热淫所胜，病本于肺。治法云：热淫所胜，平以咸寒，佐以苦甘，以酸收之。太阴司天，湿淫所胜，病本于肾。治法云：湿淫所胜，平以苦热，佐以酸辛，以苦燥之，以淡泄。少阳司天，火淫所胜[②]，平以酸冷，佐以苦甘，以酸收之，以苦发之，以酸复之。阳明司天，燥淫所胜，病本于肝。治法云：燥淫所胜，平以苦温，佐以酸辛，以苦下之。太阳司天，寒淫所胜，病本于心。治法云：寒淫所胜，平以辛热，佐以苦甘，以咸泻之。客曰：六气在泉，淫胜奈何？经曰：厥阴在泉，风淫于内，治以辛凉，佐以苦甘，以甘缓之，以辛散之。少阴在泉，热淫于内，治以咸寒，佐以甘苦，以酸收之，以苦发之。太阴在泉，湿淫于内，治以苦热，佐以酸淡，以苦燥之，以淡泻之。少阳在泉，火淫于内，治以酸冷，佐以苦辛，以酸收之，以苦发之。阳明

① 僭（jiàn 箭）乱：犯上作乱。
② 胜：此后据前后文疑脱"病本于肺治法云"七字。

在泉，燥淫于内，治以苦温，佐以甘辛，以苦下之。太阳在泉，寒淫于内，治以甘热，佐以苦辛，以咸泻之，以辛润之，以苦坚之。① 治法与司天同类。

客曰：五运诸太过如何？经曰：岁木太过，风气流行，脾土受邪。岁火太过，炎暑流行，肺金受邪。岁土太过，雨湿流行，肾水受邪。岁金太过，燥气流行，肝木受邪。岁水太过，寒气流行，邪害心火。客曰：五运诸不及如何？经曰：岁木不及，燥乃大行。岁火不及，寒乃大行。岁土不及，风乃大行。岁金不及，火乃大行。岁水不及，湿乃大行。② 五运诸太过不及治法，与六气治法大同小异也。

客曰：司天反胜奈何？经曰：风化于天，清反胜之，治以酸温，佐以苦甘；热化于天，寒反胜之，治以苦寒③，佐以苦酸辛；湿化于天，热反胜之，治以苦寒，佐以苦酸；火化于天，寒反胜之，治以甘热，佐以苦辛；燥化于天，热反胜之，治以辛寒，佐以苦甘；寒化于天，热反胜之，治以咸冷，佐以苦辛。客曰：在泉反胜奈何？经曰：风司于地，清反胜之，治以酸温，佐以苦甘，以辛平之；热司于地，寒反胜之，治以甘热，佐以苦辛，以咸平之；湿司于地，热反胜之，治以苦冷，佐以甘咸，以苦平之；

---

① 厥阴司天……以苦坚之：语本《素问·至真要大论》。
② 岁木太过……湿乃大行：语本《素问·气交变大论》。
③ 苦寒：《素问·至真要大论》作"甘温"。

火司于地，寒反胜之，治以甘热，佐以苦辛，以酸平之；燥司于地，热反胜之，治以平寒，佐以苦甘，以酸平之，以和为利；寒司于地，热反胜之，治以咸冷，佐以甘辛，以苦平之。客曰：六气相胜奈何？经曰：厥阴之胜，治以甘清，佐以苦辛，以酸泻之；少阴之胜，治以辛寒，佐以苦咸，以甘泻之；太阴之胜，治以咸热，佐以辛甘，以苦泻之；阳明之胜，治以酸温，佐以辛甘，以苦泄之；太阳之胜，治以甘热，佐以辛酸，以咸泻之；少阳之胜，治以辛寒，佐以甘咸，以甘泻之。客曰：六气之复奈何？经曰：厥阴之复，治以酸寒，佐以甘辛，以酸泻之，以甘缓之；少阴之复，治以咸寒，佐以苦辛，以甘泻之，以酸收之，辛苦发之，以咸软之；太阴之复，治以苦热，佐以酸辛，以苦泻之、燥之、泄之；少阳之复，治以咸冷，佐以苦辛，以咸软之，以酸收之，辛苦发之，发不远热，无犯温凉，与少阴同法也；阳明之复，治以辛温，佐以苦甘，以苦泄之，以苦下之，以酸补之；太阳之复，治以咸热，佐以甘辛，以苦坚之。客曰：客主之胜奈何？曰：木位之主，其泄以酸，其补以辛；火位之主，其泻以甘，其补以咸；土位之主，其泻以苦，其补以甘；金位之主，其泻以辛，其补以酸；水位之主，其泻以咸，其补以苦。厥阴之客，以辛补之，以酸泻之，以甘缓之；少阴之客，以咸补之，以甘泻之，以咸收之；太阴之客，以甘补之，以苦泻之，以甘缓之；少阳之客，以咸补之，以甘泻之，以咸软之；阳明之客，以酸补之，以辛泻之，以苦泄之；太阳之客，以苦补之，以咸泻之，以苦坚之，以辛润之。①

客曰：五运太过不及、有胜有复同乎否？曰：太过者，乃本气有余而胜，不为他气报复。如木太过而胜土，木之本气有余，间有复者，是不务其德，暴虐失常之义也。不及者有胜则有复，经云："木不及，春有鸣条律畅之化，则秋有雾露清凉之政，春有凄怆戕贼之胜，则夏有炎暑燔灼之复是也。②"人但知太过有胜，不及有衰，而不知太过不及各有盛衰也。往往太过之岁亦有不足之时，不及之岁亦多有余之患。经所谓有定纪之年辰，而无定纪之胜复。常变相错，乌得求年辰之常而不究胜复之变耶？

张戴人③云："病如不是当年气，看与何年气运同，便向某年求活法，方知都在《至真》中④。"旨哉言乎。倘不明岁运之理，未免实实虚虚，损不足而益有余也。故欲善明岁气，毋得徒论司天而不论岁气，徒泥主病而不察客病，徒施刻画汤方而不用时令药饵。轩辕察病不一其等，神农备药种种不同。天时即有淫、反、客主邪、复诸胜之症；岁药则有辛、凉、苦、热、咸、寒、酸、温、甘、清

①　风化于天……以辛润之：语见《素问·至真要大论》。
②　木不及……之复是也：语见《素问·气交变大论》。
③　张戴人：张从正，字戴人。金朝名医，被后世称为金元四大家之一，又称为"攻下派"的代表。著有《儒门事亲》等。
④　病如不是……在至真中：语见《儒门事亲》卷十四《运气歌》。《至真》，《素问·至真要大论》。

卷之四

一九七

诸味之品；主治则有平、缓、坚、软、燥、润、补、泄、下、散、发、收诸法之用。予不敏，敢师心自用乎？亦只本《内经》天时民病之理，反复推勘，因于运气条目逐节疏清，尚有《运气枢纽》一书以毕其说，另容付梓。与海内具眼者①共正之。

---

① 具眼者：有眼力之人。

五天五运之图

《太始天元册》文云：丹天之气，经于牛女
戊分①；黅天之气，经于心尾己分②；苍天
之气，经于危室柳鬼③；素天之气，经于亢
氐昂毕④；玄天之气，经于张翼娄胃⑤；所
谓戊己分者，奎壁角轸，则天地之门户⑥也。

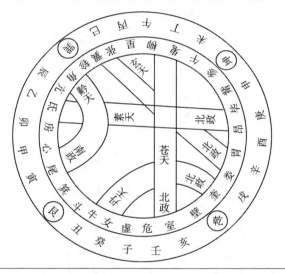

---

① 牛女戊分：牛女，二星宿名，在北方癸位；戊分，西北
方，奎壁二宿之所在。

② 心尾己分：心尾，二星宿名，在东方甲位；己分，东南
方，角轸二宿之所在。

③ 危室柳鬼：四星宿名。危室在北方，居天纬的壬位；柳
鬼在南方，居天纬的丁位。

④ 亢氐昂毕：四星宿名：亢氐在东方，居天纬的乙位；昂
毕在西方，居天纬的庚位。

⑤ 张翼娄胃：四星宿名：张翼在南方，居天纬的丙位；娄
胃在西方，居天纬的辛位。

⑥ 天地之门户：太阳之视运动，位于奎壁二宿时正当由春
入夏之时；位于角轸二宿时正当由秋入冬之时，夏为阳中之阳，
冬为阴中之阴，故古称"奎壁角轸"为天地之门户。

六气正化对化之图

六气风、热、湿、暑、燥、寒，自右
转左，挨次相生。其得六气施生本位
者为正化，对宫化合者为对化。正化
如既望之日，对化如既望之月，月本
无光，因日对照有光，故取象同，亦
即妻从夫之义也。

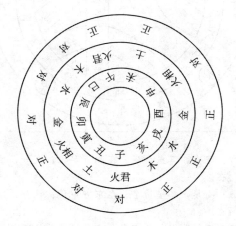

六十年客主总图

主气风、热、暑、湿、燥、寒，客气、风、热、湿、暑、燥、寒。主气岁岁皆然，客气逐岁加临。譬如厥阴司天，初阳明燥金，二太阳寒水，乃又从风而起，至水而止，余仿此。

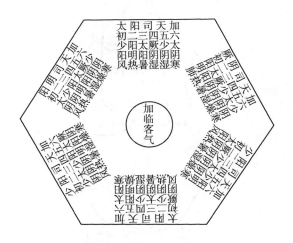

逐年客气指掌

主气风、热、暑、湿、燥、寒，客气风、热、湿、暑、燥、寒。主气先立第二指根，客气当从中指端起司天，数至第五位加临主气而止即是客气。譬如厥阴司天，风从中指端起数至第二指根，风、热、湿、暑、燥，则阳明燥金为客气初也。余仿此。

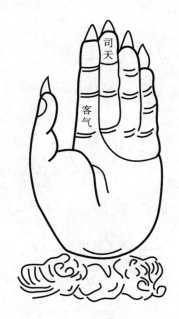

逐岁主气指掌

主气乃风、热、暑、湿、燥、寒，而天时民病岁岁皆然，从风而起至寒而止。

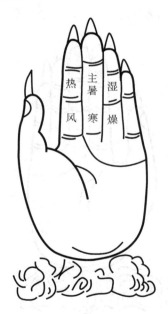

逐岁客气指掌

客气乃风、热、湿、暑、燥、寒，
天时民病无一定之局。所谓客气者，
或来或往，或寒或热，非可预定也。
欲知客气原委当参图形及指掌。

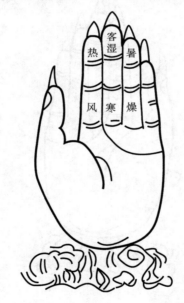

南北政图

南北二政分司阴阳六十甲子，甲阳为南，己阴为北，故甲、丙、戊、庚、壬，阳三十年为南政，乙、丁、己、辛、癸，阴三十年为北政；一岁正三、五、七、九、十一，六阳月为南政；二、四、六、八、十、十二，六阴月为北政；一月奇日为南政，偶日为北政；一日阳六时为南政，阴六时为北政。而南北阴阳一定之理判矣。何得以甲己十二年为南政，余四十八年为北政乎？旧图附后，比类参焉。

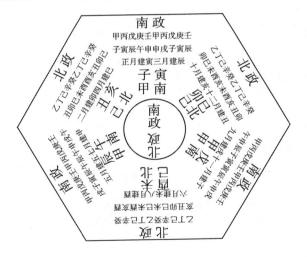

南北旧图

旧图以甲己土运为南政，以其土居中央面南而尊，故谓之南政。然《经》《素》止言"天始甲，地始子"，又云"视岁南北"，可知并未以甲己十二年为南政，其余四十八年为北政，故设前图以正此图。

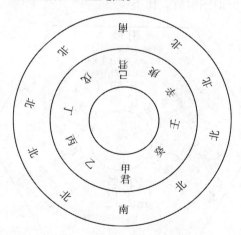

六十年总图

李氏总歌

六十年中纪运歌，
运客气者为不和，
气如生运名顺化，
运被气克天刑多，
小逆见之运生气，
气运合则天符过。

太过不及平气之图

太过不及歌
发生委和敷和角，
赫曦伏明升明征，
敦阜卑监备化宫，
流衍涸流静顺羽，
坚成从革审平商，
太过不及平气纪。

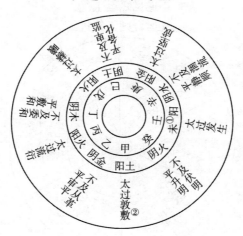

司天间气指掌

凡司天起中指端，在泉起中指根，则知
左右间气。其法以风、热、湿、暑、燥、
寒周而复始，前一位为左间，后一位为
右间。如中指端立厥阴司天，则知前一
位热为左间少阴，后一位寒为右间太阳。
又如中指根立少阳在泉，则知前一位燥
为左间阳明，后一位湿为右间太阴，余
仿此。

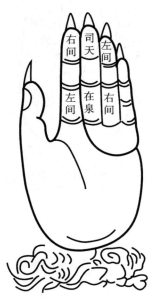

南北不应指掌

中指端立两寸，中指根立两尺，端根左右立左右尺寸法俱从中指端起，年制数至子午而止，即得不应之位。

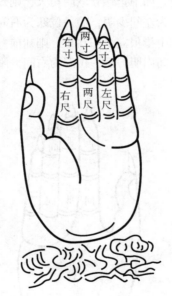

天符之图

经①云：司天与运气相合谓之天符。如戊寅之岁，戊乃火运，寅为相火司天，故曰天符。至司天气与运与五行之地支三合为治，谓之太乙天符。如戊午之岁，戊为火运，午为少阴火气，午又原属火，故曰太乙天符也。余仿此。

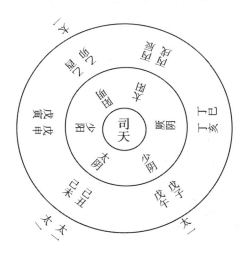

---

① 经：指《类经图翼》。

同天符同岁会之图

《经》云：气化阳年曰同天符，气化阴年曰同岁会。如甲辰之岁，太阳司天，太阴在泉，甲属土，太阴亦属土，甲为阳土，故曰同天符。如癸卯之岁，阳明司天，少阴在泉，癸属火，少阴亦属火，癸为阴火，故曰同岁会。余仿此。

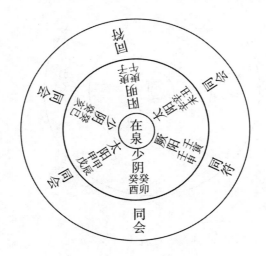

五行逢龙即化手掌图

辰宫属龙，五行化合俱逢辰而化。
今定食指第三节为辰位，如甲、
乙、丙、丁、戊之五行，甲辰坐
本位，顺数天干，己又临辰位，甲
己化土所谓逢龙即化也。余仿此。

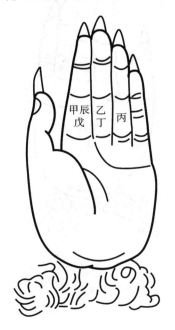

六气化合掌图

如子午化合之类，子从
辰位起，午复临本位。
余仿此。

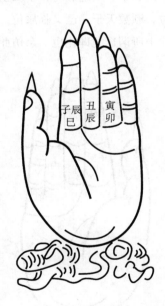

伤寒论

《内经》言天地万物、阴阳五行之理至精微、至详备矣。惟伤寒一症，轩岐止有《热论》《评热病论》二篇，该括简要，伤寒不传之秘实无指归。汉张仲景先辈著《伤寒论》十卷，设三百九十七法，一百一十三方，发明上古之圣言，体贴伤寒之蕴奥。千古以来，凡宗伤寒者，无不以长沙公为鼻祖也。逮后汉、西晋两朝相隔，王叔和遂将原文紊乱编集作论，成无己又不揣六经次叙，随文注释、附会成书，致六经颠倒，使人无从下手，无论合病、并病，泾渭不分，一概滥编，即太阳、阳明合病一条列于太阳篇首，六经头绪未清，类可推矣。赖有方子中行能得长沙心法，将叔和紊乱六经原文一一条辨。后又出喻子嘉言作《尚论篇》八卷，因发挥方子中行《伤寒条辨》，仍又驳正王子叔和《伤寒全书》。嘉言之后复出程子郊①倩作《后条辨》十五卷，始发明前《条辨》之深义，继疏《尚论篇》之奥旨。三大名贤乃伤寒家正宗，其间文义编次，今人莫议也。至变化原文，提清六经，则柯韵伯《伤寒论翼》较之最为详明。盖柯韵伯借长沙公六经之名注成六经病症之论，六经头绪条分缕析，可谓承先启后，医师之指南，生民之大幸也。

---

① 郊：原作"交"，据文义改。

他如《伤寒六书》《伤寒全书》《伤寒大成》《活人指掌》等书类，皆紊乱仲景原文，各擅私见，且又不问伤寒六经受病各有不同，断然始太阳，终厥阴，依次传经，误人甚矣。曷不思《内经·热病》篇中所谓"伤寒，一日太阳，二日阳明"等论皆指热病言，非指伤寒言也。矧①仲景《太阳篇》曰"太阳头痛至七日以上自愈者"，岂是六日而限六经者乎？盖伤寒之症，各有经脉所受。三阳有头疼，三阴有发热，三阳有麻黄桂枝症，三阴有桂枝麻黄脉，但看何经受病，即以本方投治。后人漫云"一二日发汗，三四日和解"，偏执亦甚。又云"伤寒传足不传手"，此与依次传经之语更相刺谬②。夫依次传经尚不可拘，而况手足经有所迥别乎？往往又说"四时无真伤寒，麻黄桂枝宜于冬令，禁于三时"，动辄以九味羌活汤为主方，独不思此汤果在一百一十三方之列乎？六经之药夹杂互施，九味之中侥幸一中，不知其不中者为害更甚也。又凡伤寒诸书，皆言"中而即病者名曰伤寒，不即病者，寒毒藏于肌肤，至春变为温病，至夏变为暑病"，以讹传讹，相沿日久，若无韵伯驳正，其词流毒可胜言哉？夫伤寒于表得热则散，何以能藏？设无热以御之，必深入脏腑，何以止藏于肌肤？且能藏者不能变，何得有即病不即病与变温变暑之议乎？

---

① 矧（shěn 审）：况且。

② 刺（là 腊）谬：悖谬。

余观《尚论篇》《后条辨》注释《伤寒论》，立义精复良，非浅学所可及。然程氏以痉、湿、暍三条列于太阳篇首，不为无见，又删去"太阳中风服桂枝汤歠稀热粥取汗"原文，岂有说乎？喻氏以阳明有表症而无里症，胃家实为下症，又有三纲鼎立之说，盖思阳明有上越、中清、下夺三大法，似未可专以胃实宜下也。且风伤于卫宜桂枝汤，寒伤于营宜麻黄汤，风寒两伤营卫宜大青龙汤，于理固然。其实桂枝汤治卫正所以疗营，麻黄汤疗营亦所以治卫。若用麻黄桂枝各半汤，独不可治风寒两伤营卫乎？韵伯曰："今人但知桂枝条之中风自汗，而不究伤寒亦有自汗者。①"强以麻黄症为无汗之伤寒，而不究中风最多无汗者。谓伤寒脉浮紧，中风脉浮缓，而不知伤寒亦有浮缓，中风亦有浮紧者。知三阳脉浮，三阴脉沉，不知三阴皆有浮脉，三阳亦有沉脉。差毫厘而失千里，可不慎哉？韵伯《论翼》特阐六经为病各有底板正面，有提纲章旨，分六经作地面，辨少阴为太阳，论三阳有头疼，三阴有发热，并清六经之次第，别伤寒之相传，麻黄、桂枝之通用，瓜蒂、栀子之发挥，种种变化，神妙莫测。

如太阳总纲提出"脉浮、头项强痛、恶寒"八字是太阳受病之正面。读者要知三阳之脉俱浮，三阳俱有头痛症，六经受寒俱各恶寒，惟"头连项而强痛"是太阳所

---

① 今人但知……有自汗者：语见《伤寒论翼》卷上《风寒辨惑第四》。

独。盖太阳为诸阳主气，头为诸阳之会，项为太阳之会故也。如脉浮，恶寒，发热而头不痛，项不强，便知非太阳病。如但头痛不及于项，亦非太阳定局矣。又云："太阳营卫行身之表而发源于心肺，故太阳病则营卫病，营卫病则心肺病矣。心病则恶寒，肺病则发热，心病则烦，肺病则喘。桂枝疗寒，芍药止烦，麻黄散热，杏仁除喘。所以和营者，正所以宁心也；所以调卫者，正所以保肺也。^①"其治太阳症有发汗、利水两大法门。发汗分形层之次第，利水定三焦之高下，皆所以化太阳之气也。发汗有五法：麻黄汤汗在皮肤，是发散外感之寒气；桂枝汤汗在经络，是疏通血脉之精气；葛根汤汗在肌肉，是升提津液之清气；大青龙汗在胸中，是解散内扰之阳气；小青龙汗在心下，是驱逐内蓄之水气。其治水有三法：干呕而咳，水入即吐，是水气在上焦，在上者汗而发之，小青龙、五苓散是也；心下痞硬，硬满而痛，是水气在中焦，中满者，泻之于内，用十枣汤、大陷胸是也；热入膀胱，小便不利，是水气在下焦，在下者引而竭之，桂枝去桂加白术茯苓是也。

　　如阳明总纲提出以里症为主辨头痛一条，盖阳明虽有表症，仲景意不在表，谓有诸内而形诸外也。太阴、阳明同处中州，而太阴为开，阳明为阖。故阳明必以阖病为

---

① 太阳营卫……以保肺也：语出《伤寒论翼》卷下《太阳病解第一》。

主，不大便，固阖也；不小便，亦阖也；不能食，食难用饱，初欲食，反不能食，皆阖也；自汗、盗汗，表开而里阖也；反无汗，内外皆阖也。或然或否，故提纲独以胃实为正。胃实不是竟指燥屎坚硬也。故仲景设问曰："病有太阳阳明，有正阳阳明，有少阳阳明，何谓也？答曰：太阳阳明者，脾约是也。正阳阳明者，胃家实也。少阳阳明者，发汗利小便已，胃中燥烦实，大便难是也。①"盖邪气直中阳明者为正阳阳明，受病必头痛在额，不比太阳头痛定连项背。仲景论阳明头痛症有二：一曰"阳明病反无汗而小便利，二三日呕而咳，手足厥者，必苦头痛，若不咳不呕，手足不厥者，头不痛②"；一曰"伤寒不大便，六七日头痛身热者，与承气汤③"。

其上越、中清、下夺三大法："如热在上焦者，用栀子豉汤吐之，上焦得通，津液得下，胃家不实矣；热在中焦，用白虎汤清之，胃火得清，胃家不实矣；热陷下焦者，用猪苓汤利之，火从下泻，胃家不实矣。要知阳明之治表热即是预治其里，三方皆是润剂，所以存津液而不令胃家实也。……发汗利小便固是治阳明两大禁，然风寒初入阳明之表，即用麻黄桂枝发汗者，是预除热而存津液，与急下之法同。如脉浮、烦渴、小便不利，用猪苓汤利小

---

① 病有太阳……便难是也：语见《伤寒论·辨阳明病脉证并治》。
② 阳明病反……头不痛：语见《伤寒论·辨阳明病脉证并治》。
③ 伤寒不大……与承气汤：语见《伤寒论·辨太阳病脉证并治》。

便者，亦以清火而存津液。又曰：汗多者不可与猪苓汤。要知发汗、利小便是治阳明权巧法门，非正治法。①"

　　然太阳营卫有虚实，阳明营卫亦有虚实。虚则桂枝，实则麻黄，是仲景治表邪之定局也。仲景之方，因症而设，非因经而设，见此症便与此方是仲景之活法。后人妄以方分经络，非惟阳明不敢用二方，即太阳亦弃之久矣。又曰：阳明之表有二：有外邪初伤之表，有内热达外之表。外邪之表，只在一二日间，其症微恶寒，汗出多，或无汗而喘者是也。内热之表，在一二日后，其症身热汗自出，不恶寒反恶热是也。表因风寒外来，故仲景亦用麻桂二汤汗之，表因热外发，故仲景更制栀子豉汤，因其热而吐之。后人认不出阳明表症，一二日既不敢用麻桂汤，二三日来又不知用栀子豉汤，必待热深实极，以白虎承气投之，是养虎遗患也。仲景云，病如桂枝症不得凿定为太阳中风。凡恶风、恶寒、发热而汗自出者，无论太阳、阳明、中风、伤寒，皆是桂枝症矣。额颅为痛，多因里症而来，《内经》② 曰"邪中于膺，则入阳明"③。胸中瘴④硬，气上冲咽喉不得息，是阳明受病无疑也。虽外症象桂枝，

医学阶梯

二二〇

---

　　① 如热在上……非正治法：语出《伤寒论翼》卷下《阳明病解第二》。权巧，权宜善巧。此处强调要合于时机。

　　② 内经：当作"《伤寒论翼》"。

　　③ 邪中于膺，则入阳明：语出《伤寒论翼》卷下《阳明病解第二》。"膺"作"膺"。

　　④ 瘴（zhǒng 肿）：泛指肌肉浮肿。《伤寒论翼》作"痞"，义胜。

而病在胸中，不在营卫，便不是桂枝症矣。故言瓜蒂散，所谓在上者因而越之也。

如少阳总纲提出口苦咽干、目眩头痛二条：一曰"少阳之为病，口苦、咽干、目眩①"；二曰"伤寒，脉弦细，头痛发热者，属少阳。少阳不可发汗，发汗则谵语。此属胃，胃和则愈，胃不和则烦而悸。②"又曰："少阳之病，最易转属于阳明，所以发汗即胃实而谵语，故小柴胡已具或渴之症，方中参、芩、甘、枣皆生津之品，以预防其渴。服之反渴，是相火炽盛，津液不足以和胃，即转属阳明之机也。③"又云："呕、渴虽六经俱有之症，而少阳阳明之病机在呕渴中分。渴则转属阳明，呕则仍在少阳。如伤寒呕多，虽有阳明症不可攻之，因三焦之不通，病未离少阳也。服柴胡汤已，渴者，属阳明也。此两火之并合，病已过少阳也。夫少阳治④病便见口苦、咽干、目眩，先津液告竭矣。又如伤寒四五日，身热、恶风、头项强、胁下满者，是太阳⑤并病将转属少阳之机也，以小柴胡与之，所以断太阳之来路。如阳明之病发潮热、大便溏、小便自可、胸胁满不去者，是少阳阳明并病转属阳明之始也，以小柴胡与之，所以开阳明之出路。若据次第传经之说，必

---

① 少阳之为病……目眩：语见《伤寒论·辨少阳病脉证并治》。
② 伤寒脉弦……则烦而悸：语见《伤寒论·辨少阳病脉证并治》。
③ 少阳之病……明之机也：语见《伤寒论翼》卷下《少阳病解第三》。
④ 治：《伤寒论翼》卷下《少阳病解第三》作"始"。
⑤ 太阳：《伤寒论翼》卷下《少阳病解第三》此后有"少阳"二字。

阳明始传少阳，则当大便硬而不当溏，当曰胸胁始满，不当曰满不去矣①。"

三阳症治固然分晰，三阴发热亦须阐明，但三阴之发热与三阳发热迥别。"太阳为先天之巨阳，其热发于营卫，故一身手足壮热；阳明乃太少两阳相合之阳，其热发于肌肉，故蒸蒸发热；少阳为半表②之阳，其热发于腠理，时开时阖，故往来寒热。此三阳发热之差别也。三阴发热者，太阴为至阴，无热可发，因为胃行津液以灌四旁，故得主四肢而热于手足，所以太阴伤寒，手足自温，太阴中风，四肢烦痛尔。少阴为封蛰之本，若少阴不藏，则坎阳无蔽，故有始受寒而脉沉发热者，或始无表热，八九日来热入膀胱，致一身手足尽热者。厥阴当两阴交尽，一阳初生。其伤寒也，有从阴而先厥后热者，有从阳而先热后厥者，或阳尽而热多厥少，或阳退而热少厥多，或阴阳和而厥与热相病者，是三阴发热之差别也。③"

凡宗"伤寒"必须提清六经，始可以知疾病之死生。要知六经提纲之外尚有合病、并病、坏病、过经不解病、温病、热病、阴阳易、瘥后劳复、依次传经、少阴本太阳、六经为疆界等条。其论深长，予不遍悉。学者当参《前条辨》《后条辨》《尚论篇》《伤寒论翼》诸书，始知

---

① 呕渴虽六……满不去矣：语出《伤寒论翼》卷下《少阳病解第三》。
② 半表：《伤寒论翼》卷下《风寒辨惑第四》此后有"半里"二字。
③ 太阳为先……之差别也：语出《伤寒论翼》卷下《风寒辨惑第四》。

六经是提纲，诸病名目是总旨，再以仲景原论、原方，采摘疏清，以俟择用，庶几条理井然，不至南辕而北辙也。

伤寒类论<small>附汤歌</small>

寒症迥异，汤方殊别，病有专科，方有门类，里有里药，表有表剂。如麻黄桂枝之迭用，青龙白虎之救逆，而调营和卫、益表救里互相治疗。即此论之，药岂妄投，方岂轻用？故仲景止有一百一十三方，并无他方他药夹杂，后世何以畏麻桂两汤，有失伤寒之本，反以九味、十神、冲和等汤以疗伤寒诸症，岂不埋没古人？予仍将仲景原方采集编类，并访后人汤款①，一一增润以便诵记。

始以汤方数则、治疗诸条分晰于首。凡发营中之表用麻黄汤，疏卫中之表用桂枝汤，营卫两表用各半汤，解肌热止烦躁用大青龙汤，清少阳止寒热用小柴胡汤，治热渴烦躁用白虎汤，治心中懊恼用栀子豉汤，治少阴中寒而兼救逆用真武汤，治发少阴表用麻黄附子细辛汤，治喘而汗出用葛根黄连黄芩汤，治痞硬噫气用旋覆代赭石汤，治利水消肿、止渴救津用越婢汤，治太阳、阳明合病用葛根汤，治太阳、少阳并病用柴胡桂枝汤，治阳明热渴、少阴咳逆用猪苓汤，治烦渴发热、小便不利用五苓散，治腹热作痛欲呕用黄连汤，治厥阴干呕吐沫、少阴厥冷烦躁用吴

---

① 汤款：汤头歌章法。

茱萸汤，治心下水气、发热喘渴咳呕用小青龙汤，治心下痞痛用小陷胸汤，治心下水结腹硬用大陷胸汤，治表未解而悸烦腹痛用小建中汤，治瘀热发黄烦渴、小便不利用茵陈蒿汤，治痞满燥实兼全用大承气汤，治积滞痞硬用小承气汤，治蓄血狂躁用桃核承气汤，中焦燥实用调胃承气汤，治积滞发热用大柴胡汤，治痞满硬痛实证用十枣汤，治脉沉厥逆用四逆汤，治中寒厥痛用附子理中汤，治厥阴热痢下重用白头翁汤，治久痢不止、大肠虚脱用赤石脂禹余粮汤，治阴盛隔阳用白通汤，治探吐痰食用瓜蒂散，治悸烦腹痛用小建中汤。

本方固多，余择可常用者数十余方，汇集成歌，谨列于后，庶便检诵云。

麻黄汤中用桂枝，杏仁甘草最相宜，发热恶寒头项痛，伤寒服此汗淋漓。

桂枝汤治太阳风，芍药甘草姜枣同，麻桂相合名各半，调营和卫效无穷。

大青龙汤桂麻黄，杏仁石膏姜枣强，太阳无汗兼烦躁，风寒两解此为良。

小柴胡汤治少阳，往来寒热服之良，人参半夏同甘草，黄芩大枣与生姜。

白虎汤用石膏煨，知母甘草粳米陪，亦有加入人参者，躁烦热渴舌生胎。

栀子豉汤治阳明，躁烦怵惕懊恼情，心中愦愦兼身重，腹满寒热喘皆平。

真武汤壮肾中阳，茯苓术芍附生姜，少阴腹痛有水气，悸眩瞤惕总安康。

麻黄附子细辛汤，发表温经两解方，若非表里相兼治，少阴反热曷能康。

葛根黄连黄芩汤，甘草四般治二阳，解表清里兼和胃，喘汗自利保平康。

旋覆代赭用人参，半夏干姜大枣临，重以镇逆咸软痞，痞满噫气力能禁。

越婢汤意原不勇，脉沉风水身目肿，枣姜甘草补营卫，麻黄石膏亦无恐。

葛根汤是两经方，桂枝干葛与麻黄，更有芍药同姜枣，偏能合病服之良。

柴胡桂枝并病方，人参芍药枣生姜，黄芩半夏同甘草，太阳少阳服之良。

猪苓汤用白茯苓，泽泻滑石阿胶真，热渴烦心惟利水，阳明少①阴服之神。

五苓散治太阳经，白术泽泻猪茯苓，气化膀胱添赤桂，解烦渴暑服无停。

黄连汤内用干姜，半夏人参甘草良，更入桂枝兼大枣，调和呕痛热寒康。

---

① 少：此后内容原缺，据中国中医科学院图书馆藏甲申本补。

吴茱萸汤人参枣，重用生姜温胃好，阳明寒呕少阴利，厥阴头痛皆能保。

小青龙汤治水气，喘咳呕哕渴利愈，姜桂麻黄芍药草，细辛半夏兼五味。

小陷胸汤用川连，半升半夏不为偏，更有栝蒌还取实，消除痞痛总能痊。

大陷胸汤力最刚，芒硝葶苈与大黄，杏仁甘遂偏相助，水停痞痛服之良。

茵陈蒿汤治疸黄，阴阳寒热细推详，阳黄大黄栀子入，阴黄附子与干姜，亦有不用茵陈者，仲景柏皮栀子汤。

大承气汤用芒硝，枳实大黄厚朴饶，救阴泻热功偏擅，急下阳明有数条。

小承气汤用硝黄，冲墙枳实亦相当，胃弱脾衰不可使，谵语痞硬服之良。

桃仁承气（汤）五般奇，甘草硝黄并桂枝，热结膀胱小腹胀，如狂蓄血最相宜。

调胃承气（汤）硝芩草，甘缓微和将胃保，不用朴实伤上焦，中焦燥实服之好。

大柴胡汤用大黄，枳实芩夏白芍强，煎加姜枣表兼里，妙在内攻并外攘。

十枣汤惟利水宜，甘遂芫花并大戟，更有大枣十数枚，壮实痞硬攻无敌。

四通汤中附草姜，三阴厥逆总无阳，或益姜葱参芍桔，通阳复脉永能康。

理中汤主理中乡，甘草人参术黑姜，呕逆腹痛阴寒盛，或加附子更扶阳。

白头翁汤治厥阴，下痢重坠热方深，黄连黄柏秦皮者，四般药饵病都倾。

赤石脂汤用禹粮，两般药饵一般长，下焦久痢肠虚脱，参苓不应服皆良。

白通（汤）加尿猪胆汁，干姜附子兼葱白，热因寒用妙义深，阴盛隔阳厥无脉。

瓜蒂散中赤小豆，或入藜芦郁金凑，此吐实热与风痰，虚者参芦一味勾。

小建中汤芍药多，桂枝甘草枣姜和，更加饴糖补中脏，虚劳腹痛服之瘥。

校注后记

一、作者生平

张叡，字仲岩（仲崖）。南通州（今江苏南通）人。师事同邑名医王檀（字子升）。精医术，官授太医院院使。因母病不愈而精研医学，其师古不泥，融会贯通，博观约取，觉有所悟遂著《医学阶梯》以为初学小补。尝谓后人滥撰汤头药性书，妄名"雷公炮制"，多有名无实，遂纂《修事指南》一卷（1704），集《本草纲目》中常用药物二百二十二种。近代重刊时更名《制药指南》或《国医制药学》。

清康熙四十四年（1705）随帝南巡时，清初温补派医学大家张璐之子张以柔以其父遗著《本经逢源》《诊宗三昧》《医通》等呈康熙，康熙令张叡审看。康熙四十六年六月二十四日至七月十四日，10次前往武英殿总监造赫世亨署邸给其把脉、立方施药，是现今仅见的行医记录。

二、版本概况

据《中国中医古籍总目》载，《医学阶梯》现存版本有清康熙四十三年甲申（1704）刻本（简称甲申本）、清雍正九年辛亥（1731）文光堂刻本（简称辛亥本）、清刻本以及《医学阶梯修事指南合刻》中收录该书。

本次整理选取的底本是中华医学会上海分会图书馆藏

清康熙四十三年甲申（1704）刻本。此本为大开本，共四册，八五成品相，末尾缺 3 页。版面为文武栏，单鱼尾，象鼻黑口，版心有字，每页 9 行，每行 24 字。惜古衬。开篇有胡作梅康熙甲申序及张叡康熙甲申自序。主校本为中华医学会上海分会图书馆藏清雍正九年辛亥（1731）文光堂刻本。该刻本十成品相，足本。开篇为陈弘谋雍正九年叙，次为朱轼康熙四十三年序，三为鄂尔泰雍正乙巳年叙。版面为文武栏，单鱼尾，版心有字，每页 9 行，每行24 字。据《中国中医古籍总目》，中华医学会上海分会图书馆藏有《医学阶梯修事指南合刻》，实地查找未见，只存有《修事指南》，内无《医学阶梯》内容。

鉴于各地多家藏有该书，且《中国中医古籍总目》未记载中华医学会上海分会图书馆藏有该书甲申本，遂实地查阅与医学会所藏甲申本比对。结果见下表：

藏馆	《总目》记载	实见	相同	不同	备注
中国医学科学院图书馆	甲申本	甲申本	内容、版式	卷首标"荆门胡抑斋先生鉴定　钦取御医紫琅张叡仲岩氏著"	
解放军医学图书馆	甲申本	甲申本	内容、版式	内封写有"胡抑斋先生鉴定　钦取御医紫琅张仲岩著　来树轩藏板"字样	

藏馆 中国科学院	《总目》记载	实见	相同	不同	备注
上海生命科学信息中心生命科学图书馆	甲申本	甲申本	版式、字体	缺少图数幅；校订姓氏部分增加门人孙等14人	
国家图书馆	清刻本	甲申本	版式同内容基本相同	缺"针经论"一节	为五册本，其中一册为《修事指南》
		辛亥本		胡作梅序及张叡自序，并有鄂礼序及张伯行序	
		残卷			仅卷二一册。题名据版心，著者不详
博物院图书馆	甲申本	原书未见，见影印本	内容、版式	有"来树轩藏版"字样	《故宫珍本丛刊》第373册；海南出版社2000年出版
兰州大学图书馆	甲申本	甲申本?	版式、字体	"按灵枢阴阳系日月篇"作"胡柳斋先生云灵枢经"等	内容细节处与辛亥本同，有双行小字增加内容

在实地调研的基础上，可以初步判定：目前《医学阶梯》版本均以"序"为依据加以界定，除此而外无其他可

靠依据。基于此，虽不能确切判定医学会甲申本是否为1704 年之初刻本，但所选底本为该书现有最早版本无疑，虽非足本，但所缺内容可据其他馆藏甲申本补充完整。

辛亥本与甲申本版式、字体相同，辛亥本在内容上个别之处有所增修。举例如下：

1.《表里阴阳论》一节末尾点评之首，甲申本作"按灵枢阴阳系日月篇"，辛亥本作"胡柳斋先生云灵枢经"（形近而误"柳"当作"抑"）。明确标识按语为胡作梅所写。

2.《药性论》一节，辛亥本以双行小子的方式增加少许内容，如"龟板滋阴而降火，其性沉降""芡实健脾而涩精，其性收敛""芦如补肝而疗血枯，其性粘敛"等。

3. 此外，辛亥本缺图两幅，有"炮制目录"无相应正文。

可见辛亥本是在甲申本基础上的个别增补修订，参考各馆所藏同为辛亥本但序有不同的情况，可推断本书曾广泛流传，并多次多处印制流传。

三、内容特点

全书共四卷，自表里阴阳论至伤寒类论，列百余条细目。论述了表里阴阳、五官九窍、五脏六腑、五志五液、病机、证治、五行、经络、本草、针灸、脉论、五运六气、伤寒。作者根据《内经》《伤寒论翼》《本草纲目》诸书，参以《周易》有关学说。删繁就简，去疑存信，汇集成书。该书为医论类著作，主体内容多辑录自经典或前贤论著，著者就某一主题引用诸家论述，对中医学基本观念提供了入门解释，其中包括论阴阳、病机、方土、论病人对医药的不同态度等。此书在一定程度上体现了张叡"医理与儒理殊途同归"的思想。张氏主张"读古人书，不在章句而在得其立言之大旨。苟能善体古人之意而不泥古人之言，融会贯通，博观而约取，精入而慎出，庶可以上接先圣之传而下示来兹之准"。故在汇集前贤论述的基础上，多参以己见，纠偏指正。张氏认为"医虽小道，其心主于活人，其术可以济世，盖立德立功俱在焉"，故在文中多次强调医德的重要性。本书内容阐论通俗，图文并茂，是初学者入门之书。

总 书 目

医　　经

内经博议

内经提要

内经精要

医经津渡

素灵微蕴

难经直解

内经评文灵枢

内经评文素问

内经素问校证

灵素节要浅注

素问灵枢类纂约注

清儒《内经》校记五种

勿听子俗解八十一难经

黄帝内经素问详注直讲全集

基础理论

运气商

运气易览

医学寻源

医学阶梯

医学辨正

病机纂要

脏腑性鉴

校注病机赋

内经运气病释

松菊堂医学溯源

脏腑证治图说人镜经

脏腑图书症治要言合璧

伤寒金匮

伤寒考

伤寒大白

伤寒分经

伤寒正宗

伤寒寻源

伤寒折衷

伤寒经注

伤寒指归

伤寒指掌

伤寒选录

伤寒绪论

伤寒源流

伤寒撮要

伤寒缵论

医宗承启

桑韩笔语

伤寒正医录

伤寒全生集

伤寒论证辨

伤寒论纲目

伤寒论直解

I

伤寒论类方　　　　　　脉义简摩

伤寒论特解　　　　　　脉诀汇辨

伤寒论集注（徐赤）　　脉学辑要

伤寒论集注（熊寿试）　脉经直指

伤寒微旨论　　　　　　脉理正义

伤寒溯源集　　　　　　脉理存真

订正医圣全集　　　　　脉理宗经

伤寒启蒙集稿　　　　　脉镜须知

伤寒尚论辨似　　　　　察病指南

伤寒兼证析义　　　　　崔真人脉诀

张卿子伤寒论　　　　　四诊脉鉴大全

金匮要略正义　　　　　删注脉诀规正

金匮要略直解　　　　　图注脉诀辨真

高注金匮要略　　　　　脉诀刊误集解

伤寒论大方图解　　　　重订诊家直诀

伤寒论辨证广注　　　　人元脉影归指图说

伤寒活人指掌图　　　　脉诀指掌病式图说

张仲景金匮要略　　　　脉学注释汇参证治

伤寒六书纂要辨疑

伤寒六经辨证治法　　　　　**针灸推拿**

伤寒类书活人总括　　　针灸节要

张仲景伤寒原文点精　　针灸全生

伤寒活人指掌补注辨疑　针灸逢源

　　　　　　　　　　　备急灸法

　　　　诊　　法　　神灸经纶

脉微　　　　　　　　　传悟灵济录

玉函经　　　　　　　　小儿推拿广意

外诊法　　　　　　　　小儿推拿秘诀

舌鉴辨正　　　　　　　太乙神针心法

医学辑要　　　　　　　杨敬斋针灸全书

本　草

药征

药鉴

药镜

本草汇

本草便

法古录

食品集

上医本草

山居本草

长沙药解

本经经释

本经疏证

本草分经

本草正义

本草汇笺

本草汇纂

本草发明

本草发挥

本草约言

本草求原

本草明览

本草详节

本草洞诠

本草真诠

本草通玄

本草集要

本草辑要

本草纂要

识病捷法

药性提要

药征续编

药性纂要

药品化义

药理近考

食物本草

食鉴本草

炮炙全书

分类草药性

本经序疏要

本经续疏证

本草经解要

青囊药性赋

分部本草妙用

本草二十四品

本草经疏辑要

本草乘雅半偈

生草药性备要

芷园臆草题药

类经证治本草

神农本草经赞

神农本经会通

神农本经校注

药性分类主治

艺林汇考饮食篇

本草纲目易知录

汤液本草经雅正

新刊药性要略大全

淑景堂改订注释寒热温平药性赋

方 书

医便

卫生编

袖珍方

仁术便览

古方汇精

圣济总录

众妙仙方

李氏医鉴

医方丛话

医方约说

医方便览

乾坤生意

悬袖便方

救急易方

程氏释方

集古良方

摄生总论

摄生秘剖

辨症良方

活人心法（朱权）

卫生家宝方

见心斋药录

寿世简便集

医方大成论

医方考绳愆

鸡峰普济方

饲鹤亭集方

临症经验方

思济堂方书

济世碎金方

揣摩有得集

瓯斋急应奇方

乾坤生意秘韫

简易普济良方

内外验方秘传

名方类证医书大全

新编南北经验医方大成

临证综合

医级

医悟

丹台玉案

玉机辨症

古今医诗

本草权度

弄丸心法

医林绳墨

医学碎金

医学粹精

医宗备要

医宗宝镜

医宗撮精

医经小学

医垒元戎

证治要义

松厓医径

扁鹊心书

素仙简要

慎斋遗书

折肱漫录

济众新编

丹溪心法附余

方氏脉症正宗

世医通变要法

医林绳墨大全

医林纂要探源

普济内外全书

医方一盘珠全集

医林口谱六治秘书

温　病

伤暑论

温证指归

瘟疫发源

医寄伏阴论

温热论笺正

温热病指南集

寒瘟条辨摘要

内　科

医镜

内科摘录

证因通考

解围元薮

燥气总论

医法征验录

医略十三篇

琅嬛青囊要

医林类证集要

林氏活人录汇编

罗太无口授三法

芷园素社疟论疏

女　科

广生编

仁寿镜

树蕙编

女科指掌

女科撮要

广嗣全诀

广嗣要语

广嗣须知

孕育玄机

妇科玉尺

妇科百辨

妇科良方

妇科备考

妇科宝案

妇科指归

求嗣指源

坤元是保

坤中之要

祈嗣真诠

种子心法

济阴近编

济阴宝筏

秘传女科

秘珍济阴

黄氏女科

女科万金方

彤园妇人科

女科百效全书

叶氏女科证治

妇科秘兰全书

宋氏女科撮要

茅氏女科秘方

节斋公胎产医案

秘传内府经验女科

外科真诠

枕藏外科

外科明隐集

外科集验方

外证医案汇编

外科百效全书

外科活人定本

外科秘授著要

疮疡经验全书

外科心法真验指掌

片石居疡科治法辑要

儿　科

婴儿论

幼科折衷

幼科指归

全幼心鉴

保婴全方

保婴撮要

活幼口议

活幼心书

小儿病源方论

幼科医学指南

痘疹活幼心法

新刻幼科百效全书

补要袖珍小儿方论

儿科推拿摘要辨症指南

外　科

大河外科

伤　科

正骨范

接骨全书

跌打大全

全身骨图考正

伤科方书六种

眼　科

目经大成

目科捷径

眼科启明

眼科要旨

眼科阐微

眼科集成

眼科纂要

银海指南

明目神验方

银海精微补

医理折衷目科

证治准绳眼科

鸿飞集论眼科

眼科开光易简秘本

眼科正宗原机启微

咽喉口齿

咽喉论

咽喉秘集

喉科心法

喉科杓指

喉科枕秘

喉科秘钥

咽喉经验秘传

养　生

易筋经

山居四要

寿世新编

厚生训纂

修龄要指

香奁润色

养生四要

养生类纂

神仙服饵

尊生要旨

黄庭内景五脏六腑补泻图

医案医话医论

纪恩录

胃气论

北行日记

李翁医记

两都医案

医案梦记

医源经旨

沈氏医案

易氏医按

高氏医案

温氏医案

鲁峰医案

赖氏脉案

瞻山医案

旧德堂医案

医论三十篇

医学穷源集

吴门治验录

沈芊绿医案

诊余举隅录

得心集医案

程原仲医案

心太平轩医案

东皋草堂医案

冰壑老人医案

芷园臆草存案

陆氏三世医验

罗谦甫治验案

临证医案笔记

丁授堂先生医案

张梦庐先生医案

养性轩临证医案　　医学辩害

养新堂医论读本　　医经允中

祝茹穹先生医印　　医钞类编

谦益斋外科医案　　证治合参

太医局诸科程文格　宝命真诠

古今医家经论汇编　活人心法（刘以仁）

莲斋医意立斋案疏　家藏蒙筌

医　史

　　　　　　　　　　心印绀珠经

医学读书志　　　　雪潭居医约

医学读书附志　　　嵩厓尊生书

综　合

　　　　　　　　　　医书汇参辑成

元汇医镜　　　　　罗氏会约医镜

平法寓言　　　　　罗浩医书二种

寿芝医略　　　　　景岳全书发挥

杏苑生春　　　　　新刊医学集成

医林正印　　　　　寿身小补家藏

医法青篇　　　　　胡文焕医书三种

医学五则　　　　　铁如意轩医书四种

医学汇函　　　　　脉药联珠药性食物考

医学集成　　　　　汉阳叶氏丛刻医集二种